**Sarah-Stephanie Kluge**

# Die Entstehungsgeschichte der häuslichen Kinderkrankenpflege in der Bundesrepublik Deutschland

## Eine Literaturanalyse

GRIN Verlag

**Bibliografische Information der Deutschen Nationalbibliothek:**

Die Deutsche Bibliothek verzeichnet diese Publikation in der Deutschen Nationalbibliografie; detaillierte bibliografische Daten sind im Internet über http://dnb.d-nb.de/ abrufbar.



**Impressum:**


Druck und Bindung: Books on Demand GmbH, Norderstedt Germany
ISBN: 978-3-656-95570-2

**Dieses Buch bei GRIN:**

http://www.grin.com/de/e-book/299123/die-entstehungsgeschichte-der-haeuslichen-kinderkrankenpflege-in-der-bundesrepublik

# Studienarbeit

# Die Entstehungsgeschichte der häuslichen Kinderkrankenpflege in der Bundesrepublik Deutschland

- eine Literaturanalyse -

Sarah-Stephanie Kluge

Bachelor of Arts in Healthcare and Case Management (B.A.)
Jahrgang 2010/2015

Die Entstehungsgeschichte der häuslichen Kinderkrankenpflege in der Bundesrepublik Deutschland
- eine Literaturanalyse -

Verfasserin:
Sarah-Stephanie Kluge

Zeitraum der Studienarbeit:
15.10.2014 - 09.02.2015

# Inhaltsverzeichnis

Seite

# Tabellenverzeichnis

## Abkürzungen

| | |
|---|---|
| AGH | Arbeitsgemeinschaft für Heimbeatmung und Respiratorentwöhnung |
| akt. | aktualisiert |
| AOK | Allgemeine Ortskrankenkasse |
| Aufl. | Auflage |
| BaWiG | Bildungsakademie und Wissenschaft im Gesundheitswesen |
| bearb. | bearbeitet |
| BeKD | Berufsverband Kinderkrankenpflege Deutschland |
| BHK | Bundesverband Häusliche Kinderkrankenpflege |
| BRD | Bundesrepublik Deutschland |
| BtM | Betäubungsmittel |
| bzgl. | bezüglich |
| bzw. | beziehungsweise |
| ca. | circa |
| d. | der |
| DGP | Deutsche Gesellschaft für Pneumologie und Beatmungsmedizin |
| erg. | ergänzt |
| e.V. | eingetragener Verein |
| FU | Freie Universität |
| GKV | Gesetzliche Krankenversicherung |
| GmbH | Gesellschaft mit beschränkter Haftung |
| HKKP | Häusliche Kinderkrankenpflege |
| i. | in |
| JuschG | Jugendschutzgesetz |
| KWE | Kinderkrankenpflegedienst Weser-Ems |
| NRW | Nordrhein-Westfalen |
| PDL | Pflegedienstleitung |
| RVO | Reichsversicherungsordnung |
| SGB | Sozialgesetzbuch |
| u. | und |
| überarb. | überarbeitet |
| vgl. | vergleiche |
| vollst. | vollständig |

# 1 Einleitung

Diese Studienarbeit behandelt das Thema der Entstehungsgeschichte der häuslichen Kinderkrankenpflege in der BRD. Die Studienarbeit ist wissenschaftstheoretisch betrachtet empirisch geprägt. Dabei wendet die Verfasserin für diese Studienarbeit das empirisch-analytische Untersuchungsdesign an. Dies erfolgt zum einen durch die geschichtliche Auseinandersetzung mit dem Thema häusliche Kinderkrankenpflege wie auch durch die Betrachtung der aktuellen Ist-Situation. Hierbei beschränkt sich die Verfasserin auf den nationalen Forschungsbereich. Die Autorin wendet forschungsmethodisch die Literaturanalyse an. Hinsichtlich der Literaturanalyse nutzt sie den qualitativen Forschungsansatz, um während der Studienarbeit einen ganzheitlichen Blick auf das gewählte Kriterium, die geschichtliche Entwicklung im Bereich der häuslichen Kinderkrankenpflege, zu erhalten. In Kapitel 2 stellt die Autorin den Forschungsanlass ihrer Studienarbeit vor. Dies dient dazu, die Beweggründe dieser Studienarbeit anhand dargestellter Probleme zu erläutern. Aufbauend auf den Problemstellungen entwickelt die Autorin ihre Forschungsfrage. Anhand der festgelegten Forschungsfrage legt sie dann ihre Ziele fest, welche sie innerhalb der Studienarbeit erreichen möchte. Kapitel 3 beinhaltet die Literaturrecherche. Diese dient der Literaturauswahl, um das Forschungsthema bearbeiten zu können. Für die Literatursuche legt die Autorin Ein- und Ausschlusskriterien fest, welche die Suche nach der für ihre Forschungsfrage notwendigen Literatur eingrenzen sollen. Anhand festgelegter Suchbegriffe führt die Autorin anschließend die Literatursuche durch. Nach dem Prozess der Literatursuche folgt die Literaturanalyse. Diese Methode wird vorgestellt und in ihrer Funktion erläutert. Das Kapitel 4 setzt sich dann mit der eigentlichen Datenauswertung auseinander, welche hier thematisch die historische Entwicklung der häuslichen Kinderkrankenpflege in der BRD beinhaltet. Dabei gliedert die Autorin die geschichtliche Entstehung der einzelnen Pflegedienste nach ihren Gründungsstätten. Dies ermöglicht einen besseren Überblick. Zusätzlich erläutert sie den weiteren Verlauf der HKKP in einem allgemeineren Rahmen und fasst anschließend die in der Entstehungsgeschichte entstandenen Probleme der HKKP zusammen. Das Kapitel 4.2 erläutert anschließend die heutige Situation der häuslichen Kinderkrankenpflege. Hierbei beschränkt sich die Autorin auf die Jahre 2010 bis 2015 und vergleicht die zeitliche Entwicklung der Pflegebedürftigkeit wie auch der Schwerbehinderung im Kindes- und Jugendalter, um anschließend Tendenzen hinsichtlich der zukünftigen Entwicklung erkennen zu können. Die Gründe für eine stetig steigende Nachfrage werden innerhalb dieses Kapitels auch näher beleuchtet. Das Kapitel 4.3 stellt kurz die heutige Problemlage der häuslichen Kinderkrankenpflegedienste dar. Da es differenzierte Begriffe für die häusliche Kinderkrankenpflege gibt, ist es der Autorin in Kapitel 4.4 ein Anliegen, die Gründe der vielzähligen Begriffe der HKKP zu klären. Des Weiteren möchte sie mit dieser Auseinandersetzung den gängigsten Begriff herausfinden, um ihn innerhalb der Forschungsergebnisse auf die Aktualität hin zu überprüfen. Das Kapitel 4.5 stellt das Ziel der häuslichen Kinderkrankenpflege vor. Darauf folgend erarbeitet die Autorin im Kapitel 4.6 den geschichtlichen Verlauf der pädiatrischen Krankheitsbilder innerhalb der HKKP. Sie verspricht sich davon, einen Wandel erkennen wie auch herausfinden zu können, wann die ersten Versorgungen von beatmungspflichtigen Kindern und Jugendlichen begonnen hat. In Kapitel 5 werden die S2-Leitlinien vorgestellt, welche innerhalb der außerklinischen Beatmung Vorgaben hinsichtlich des Qualifikationsniveaus der Pflegefachkräfte aufstellen. Hier möchte die Autorin einen Überblick über den geforderten Soll-Zustand der Pflegefachkräfte in dem Bereich der außerklinischen Beatmungspflege schaffen. Zum Abschluss dieser Studienarbeit erfolgt im Kapitel 6 die Diskussion der Forschungsergebnisse. Hier bündelt die Autorin ihr erarbeitetes Wissen, fasst dieses analytisch zusammen und diskutiert die Inhalte mit vorhandener Literatur, um anschließend die Forschungsfrage zu beantworten.

Um dem Leser eine flüssigere Lesbarkeit des Inhaltes ermöglichen zu können, wird die Autorin in weiblicher Form festgelegt. Während der Studienarbeit stützt sich die Autorin lediglich auf den Begriff der häuslichen Kinderkrankenpflege, um auch hier einen einheitlichen Rahmen zu wahren.

# 2 Forschungsanlass, Fragestellung und Zielformulierung

Der Forschungsanlass wie auch die Erarbeitung einer Forschungsfrage sind Teil der Planungsphase einer Studienarbeit (vgl. Reinhardt 2006, S. 165). Die Autorin wird vorerst auf die Ausgangslage ihres Forschungsanlasses eingehen, um dem Leser zu verdeutlichen, weshalb sie sich für das Thema ihrer Studienarbeit entschieden hat. Danach erfolgt die Formulierung der Forschungsfrage wie auch die Erläuterung des Ziels, das die Autorin mit dieser Forschungsfrage verfolgt.

## 2.1 Forschungsanlass

Die Autorin musste innerhalb ihrer Arbeit als Gesundheits- und Kinderkrankenpflegerin vermehrt feststellen, dass häusliche Kinderkrankenpflegedienste in der Versorgung eines invasiv beatmeten Kindes oder Jugendlichen Probleme hatten. Diese Probleme beziehen sich zum einen auf die Unsicherheit innerhalb der Versorgung dieser Klientel und zum anderen auf die Ängste im Umgang mit diesen Kindern und Jugendlichen. Da die häusliche Kinderkrankenpflege sowohl die Behandlungspflege des beatmeten Kindes oder Jugendlichen durchführen als auch die Familienmitglieder in der Grundversorgung des invasiv beatmeten Kindes unterstützen soll, wirkt ein unsicheres Auftreten durch die Pflegefachkraft verunsichernd auf die Eltern. Dieses wurde vermehrt von der Autorin beobachtet. Da die Versorgung eines invasiv beatmeten Kindes oder Jugendlichen unter die Behandlungspflege fällt, nimmt die Autorin wahr, dass es den Pflegefachkräften in der häuslichen Versorgung dieser Klientel an Wissen darüber fehlt, inwieweit sie die Eltern in diese vom Arzt verordnete Pflege integrieren können. Diese Unsicherheiten und Ängste resultieren nach Vermutung der Autorin aus fehlender Einarbeitung der Pflegefachkräfte wie auch aus mangelnden Fort- und Weiterbildungsmaßnahmen. Des Weiteren nimmt die Autorin an, dass die häusliche Kinderkrankenpflege als Modell für invasiv beatmete Kinder und Jugendliche bisher nicht angeglichen wurde und aus dieser fehlenden Konzeption die oben genannten Probleme entstehen. Zusammengefasst bedeutet dies, dass die Autorin sowohl die Fachkompetenz der Pflegefachkräfte innerhalb der Versorgung eines invasiv beatmeten Kindes und Jugendlichen in Frage stellt als auch das professionelle Einbinden der Eltern / Familien in die Versorgung ihres Kindes.

## 2.2 Fragestellung

Eine Forschungsfrage setzt sich immer mit einem Problem auseinander (Mayer 2007, S. 271). Die Problemfeststellung resultiert aus der Beobachtung der Autorin und motiviert sie, Antworten auf ihre Fragen innerhalb ihrer Studienarbeit zu finden. Die Autorin stellt sich die Frage, ob ein häuslicher Kinderkrankenpflegedienst das geeignete Versorgungsmodell für die Versorgung invasiv beatmeter Kinder und Jugendlicher ist. Um dieser Frage auf die Spur gehen zu können, möchte die Verfasserin folgende Forschungsfrage formulieren:

Ist die häusliche Kinderkrankenpflege darauf ausgerichtet invasiv beatmete Kinder und Jugendliche zu versorgen?

Die Autorin hat sich bewusst für die Gruppe der invasiv beatmeten Kinder und Jugendlichen entschieden, da sie besonders bei dieser Klientel, die in Kapitel 2.1 benannten Probleme, beobachten konnte. Die Autorin sieht in ihrer Studienarbeit die Patientengruppe der invasiv beatmeten Kinder und Jugendlichen als ein Beispiel von vielen anderen an und wünscht sich, dass durch ihre Studie weitere folgen werden.

### 2.3 Zielformulierung

Die Auseinandersetzung mit dem gewünschten Ziel der Studienarbeit, ermöglicht es der Autorin einen roten Faden innerhalb der wissenschaftlichen Arbeit zu behalten (vgl. Mayer 2007. S. 270). Ebenfalls hat sie dadurch die Möglichkeit am Ende der Studienarbeit zu überprüfen, ob sie die erstrebten Ziele auch wirklich umsetzen konnte. Gleichzeitig besteht die Möglichkeit, die Gründe für unerfüllte Ziele erläutern zu können. Innerhalb der Zielsetzung ist es wichtig, dass die Ziele realistisch im Bezug zu der festgelegten Forschungsfrage stehen (vgl. ebd.). Im folgenden Absatz werden die Ziele der Autorin beschrieben.

Die Autorin will sich durch die intensive Auseinandersetzung mit der Entstehungsgeschichte des häuslichen Kinderkrankenpflegedienstes ein Bild davon machen, aus welchem Impuls heraus sich dieses Modell in das deutsche Gesundheitssystem implementiert hat. Darauf aufbauend verspricht sie sich, die Möglichkeit strukturelle Veränderungen von der Entstehungsgeschichte bis in das Jahr 2015 erkennen zu können und parallel Antworten für ihre Forschungsfrage zu finden. Da es sowohl im pflegerischen Alltag als auch in der Literatur differenzierte Bezeichnungen für das Modell der häuslichen Kinderkrankenpflege gibt, möchte die Verfasserin herausfinden, wie sich diese Begriffe historisch entwickelt haben. Dabei möchte sie die Gründe für die Entstehung dieser Vielzahl unterschiedlicher Begriffe der häuslichen Versorgung ermitteln. Die Verfasserin vermutet, diese Beantwortung innerhalb der Entwicklung der häuslichen Kinderkrankenpflege ausfindig machen zu können.

## 3 Forschungsmethodik: Literaturrecherche und -analyse

Die Literaturrecherche gehört zu der jeweiligen Forschungsthematik. Deshalb stellt die Autorin diesen Prozess vor und begründet anschließend ihre Entscheidungen für die Literaturauswahl (vgl. Reinhardt 2006, S.169; Kleibel, Mayer 2011, S.21). Danach wird die ausgewählte Forschungsmethode Literaturanalyse von der Autorin detailliert beschrieben.

### 3.1 Literaturrecherche

Die Literaturrecherche besteht aus vier Phasen:

1) Orientierungsphase
2) Vorbereitungsphase
3) Suchphase
4) Auswertungsphase (vgl. Reinhardt 2006, S. 169)

Diese vier Phasen nutzt die Autorin, um die für ihr Thema relevante Literaturrecherche durchführen zu können.
Innerhalb der Orientierungsphase beschränkt sich die Autorin auf das festgelegte Thema. Hierfür legt sie die notwendigen Begriffe für ihre Literaturrecherche fest, die es ihr innerhalb ihrer Studienarbeit ermöglichen sollen, Literatur für die Beantwortung ihrer Forschungsfrage zu finden (vgl. Reinhardt 2006, S. 169). Die Autorin benötigt für ihre Studienarbeit Literatur, welche sich mit folgenden Themen auseinandersetzt:

**1)** ambulante / häusliche / mobile Kinderkrankenpflegedienste

Bei dieser Literatursuche sollte sich der Inhalt auf die Entstehungsgeschichte wie auch auf den Wandel dieses Modells beziehen.

**2)** Eltern mit einem invasiv beatmeten Kind in der häuslichen Versorgung

Hier sucht die Autorin nach Erfahrungswerten, die Eltern innerhalb der ambulanten Kinderkrankenpflege gesammelt haben und die in Fachzeitschriften oder in vorhandenen Studien veröffentlicht worden sind.

**3)** Fachpflegekräfte in der Versorgung eines invasiv beatmeten Kindes oder Jugendlichen durch einen häuslichen Kinderkrankenpflegedienst

Die Autorin sucht hier ähnlich wie in Punkt 2 nach Interviewausschnitten oder Studien, die sich auf Erfahrungswerte von Pflegefachkräften in der häuslichen Kinderkrankenpflege stützen.

In der Vorbereitungsphase setzt sich die Autorin mit der Literatursuche auseinander und nutzt hierbei gezielt Datenbanken bzw. Suchhilfen, mit dem Ziel Literatur zu finden, welche ihre festgelegten Themenfelder beinhaltet und auch die Forschungsfrage berücksichtigt. Um eine gute Trefferquote erzielen zu können, muss die Autorin hierfür präzise Suchbegriffe festlegen (vgl. Reinhardt 2006, S. 169; vgl. Kleibel, Mayer 2011, S. 31). Darüber hinaus unterteilt die Autorin den Forschungsanlass in „[...] einzelne Komponenten [...]" (Kleibel, Mayer 2011, S. 40), um ein erfolgreiches Ergebnis zu erzielen. Danach werden zu den jeweiligen Komponenten Bezeichnungen hinzugefügt, die im weiteren Verlauf der Literaturrecherche als Suchbegriffe genutzt werden sollen (vgl. ebd.).

**Tabelle 1: Suchbegriff unter der Komponente 1**

| **Komponente 1:** Entstehungsgeschichte der häuslichen Kinderkrankenpflege | |
|---|---|
| Entstehungsgeschichte:<br>• Entstehungsgeschichte<br>• historische Entwicklung<br>• Geschichte<br>• historischer Verlauf | Häusliche Kinderkrankenpflege:<br>• häusliche Kinderkrankenpflege<br>• mobile Kinderkrankenpflege<br>• ambulante Kinderkrankenpflege<br>• Kinderkrankenpflege zu Hause<br>• Kinderkrankenpflegedienst |

In Tabelle 1 werden die Suchbegriffe der Komponente 1 dargestellt. Innerhalb dieser Komponente werden die Begriffe der Entstehungsgeschichte und häuslichen Kinderkrankenpflege miteinander kombiniert. Dies ist notwendig, um bei der Suche den geschichtlichen Rahmen innerhalb der häuslichen Kinderkrankenpflege beizubehalten.

**Tabelle 2: Suchbegriff unter der Komponente 2**

| **Komponente 2:** Invasive Beatmung bei Kindern und Jugendlichen im häuslichen Umfeld | |
|---|---|
| invasive Beatmung bei Kindern und Jugendlichen<br>• invasive Beatmung bei Kindern und Jugendlichen<br>• außerklinisch invasiv beatmete Kinder und Jugendliche<br>• außerklinisch beatmete Kinder und Jugendliche mit Tracheostoma<br>• tracheotomierte und beatmete Kinder und Jugendliche<br>• high-tech home care bei Kindern und Jugendlichen<br>• pädiatrische high-tech home care | Häusliches Umfeld<br>• häusliches Umfeld<br>• zu Hause<br>• Familienleben<br>• Wohnort<br>• Häuslichkeit |

Auch in Tabelle 2 kombiniert die Autorin Begriffe miteinander. Dies ist notwendig, um die Suche nach themenbezogener Literatur zu ermöglichen. Der Begriff des häuslichen Umfeldes ist mit in die Festlegung der Suchbegriffe aufgenommen worden, da aus Sicht der Autorin die Sensibilität innerhalb der Häuslichkeit als Arbeitsplatz evtl. nicht mit aufgegriffen wird, was die Autorin jedoch als notwendig erachtet, da es eine Besonderheit im Gegensatz zu der stationären Versorgung darstellt und Konfliktpotential beinhaltet. Für beide Komponenten werden nun Ein- und Ausschlusskriterien festgelegt. Diese haben zum Ziel, Rahmenbedingungen für die Literaturauswahl zu schaffen (vgl. Kleibel, Mayer 2011, S.42).

**Tabelle 3: Ein- und Ausschlusskriterien der Komponente 1**

| **Komponente 1:** Entstehungsgeschichte der häuslichen Kinderkrankenpflege | |
|---|---|
| Einschlusskriterien:<br>*Bevölkerungsgruppe:* invasiv beatmete Kinder und Jugendliche<br>*Setting:* häusliche Kinderkrankenpflege<br>*Publikationsform:* Lehrbücher, Monografien, qualitative und quantitative Studien, Internet (Vereine, Berufsverbände, Gesellschaften)<br>*Zeitraum:* 1970 bis heute<br>*Sprache:* deutsch<br>*Kulturraum:* hauptsächlich BRD, ansatzweise europäische Länder | Ausschlusskriterien:<br>*Bevölkerungsgruppe:* alle nicht invasiv beatmeten Kinder und Jugendlichen<br>*Setting:* Wohngruppen, Kurzzeit- und Langzeiteinrichtungen, Krankenhaus<br>*Publikationsform:* fehlender wissenschaftlicher Rahmen |

Die Autorin wählt das Internet für die Literaturrecherche aus, da sie schon bei der Grobrecherche feststellen musste, dass das Themengebiet häusliche Kinderkrankenpflege wenig wissenschaftliche Literatur aufweist. Bei den Einschlusskriterien der Komponente 1 in Tabelle 3 entscheidet sich die Autorin für den Zeitraum ab 1970 hinsichtlich der Literaturrecherche, da sie durch eine Grobrecherche bezogen auf das Thema der Entstehungsgeschichte der häuslichen Kinderkrankenpflege diesen ungenauen Jahreszeitraum ausfindig machen konnte. Zusätzlich beschließt die Autorin, ihre Suche auf deutschsprachige Literatur zu begrenzen, da sie sich explizit auf die Entstehungsgeschichte in der BRD beziehen und nur bei notwendigem geschichtlichen Zusammenhang auf die umliegenden europäischen Länder eingehen möchte.

**Tabelle 4: Ein- und Ausschlusskriterien der Komponente 2**

| **Komponente 2:** Invasive Beatmung bei Kindern und Jugendlichen im häuslichen Umfeld | |
|---|---|
| Einschlusskriterien:<br>*Bevölkerungsgruppe:* invasive Beatmung bei Kindern und Jugendlichen<br>*Setting:* häusliches Umfeld<br>*Publikationsform:* Lehrbücher, Monografien, Sammelwerke, Fachzeitschriften, theoretisch wissenschaftliche Artikel, datenbezogene Artikel, qualitative und quantitative Studien, Internet (Vereine, Berufsverbände und Gesellschaften)<br>*Zeitraum:* 1970 bis heute<br>*Sprache:* deutsch<br>*Kulturraum:* hauptsächlich BRD, ansatzweise europäische Länder | Ausschlusskriterien:<br>*Bevölkerungsgruppe:* alle nicht invasiv beatmeten Kinder und Jugendlichen<br>*Setting:* nicht häusliche Umfelder<br>*Publikationsform:* fehlender wissenschaftlicher Rahmen |

Durch die Settingauswahl häusliches Umfeld in Verbindung mit der Bevölkerungsgruppe invasiv beatmete Kinder und Jugendliche (siehe Tabelle 4) erwartet die Autorin, die Literaturrecherche zum Thema häuslicher Kinderkrankenpflege zu vervollständigen.

Denn die Autorin vermutet, dass evtl. nicht jede Literatur unter den Suchbegriffen der häuslichen Pflege aufzufinden ist. Der Zeitraum der Literatursuche bleibt identisch zu der Komponente 1, da sich die invasive Beatmung von Kindern und Jugendlichen im häuslichen Umfeld vermutlich vor der Entstehungsgeschichte der häuslichen Kinderkrankenpflege nicht umsetzen ließe.

Nach der Festlegung der Komponenten sowie der dazugehörigen Ein- und Ausschlusskriterien nutzt die Autorin die festgelegten Suchbegriffe wie auch die Kriterien, um die für diese Studienarbeit notwendige Literatur ausfindig zu machen.

Die Autorin nutzt für die Literaturrecherche folgende über das Internet zugängliche Suchmaschinen:

1) Primo (Onlinekatalog der Universitätsbibliothek Essen-Duisburg)
2) OPAC (Online-Katalog der Universitätsbibliothek Osnabrück)
3) Google Scholar

Als Datenbank nutzte die Autorin MEDPILOT® sowie das Statistische Bundesamt.

Die in den beiden Komponenten festgelegten Suchbegriffe wie auch die Ein- und Ausschlusskriterien wurden in die explizite Literatur- und Datensuche eingebunden.

Innerhalb der Suchphase der Literaturrecherche nutzt die Autorin für die Verknüpfung der Suchbegriffe Operatoren. Diese Methode ermöglicht es der Autorin, gezielte Suchergebnisse zu ihrem Thema zu finden. Hierbei bezieht sich die Autorin auf den Bool´schen Operator UND (vgl. Kleibel, Mayer 2011, S. 46). Die erzielten Suchergebnisse mit den Suchbegriffen der Komponente 1 und 2 sind in den folgenden Tabellen 5 und 6 dargestellt.

**Tabelle 5: Literaturauswahl mit Suchbegriffen der Komponente 1**

| <u>Literaturauswahl</u><br>Suchbegriff:<br>1) Entstehungsgeschichte UND häusliche Kinderkrankenpflege<br>2) historische Entwicklung UND häusliche Kinderkrankenpflege<br>3) Geschichte UND häusliche Kinderkrankenpflege<br>4) historischer Verlauf UND häusliche Kinderkrankenpflege<br>5) Entstehungsgeschichte UND mobile Kinderkrankenpflege<br>6) historische Entwicklung UND mobile Kinderkrankenpflege<br>7) Geschichte UND mobile Kinderkrankenpflege<br>8) historischer Verlauf UND mobile Kinderkrankenpflege<br>9) Entstehungsgeschichte UND ambulante Kinderkrankenpflege<br>10) historische Entwicklung UND ambulante Kinderkrankenpflege<br>11) Geschichte UND ambulante Kinderkrankenpflege<br>12) historischer Verlauf UND ambulante Kinderkrankenpflege<br>13) Entstehungsgeschichte UND Kinderkrankenpflege zu Hause<br>14) historische Entwicklung UND Kinderkrankenpflege zu Hause<br>15) Geschichte UND Kinderkrankenpflege zu Hause<br>16) historischer Verlauf UND Kinderkrankenpflege zu Hause<br>17) Entstehungsgeschichte UND Kinderkrankenpflegedienst<br>18) historische Entwicklung UND Kinderkrankenpflegedienst<br>19) Geschichte UND Kinderkrankenpflegedienst<br>20) historischer Verlauf UND Kinderkrankenpflegedienst | | |
|---|---|---|
| | Treffer | relevante Treffer |
| Universitätsbibliothek-Katalog Essen/Duisburg (Primo) | 1) 0, 2) 0, 3) 0, 4) 0, 5) 0, 6) 0, 7) 1, 8) 0, 9) 0, 10) 1, 11) 2, 12) 0, 13) 0, 14) 2, 15) 4, 16) 0, 17) 0, 18) 0, 19) 0, 20) 0 | 1) 0, 2) 0, 3) 0, 4) 0, 5) 0, 6) 0, 7) 1, 8) 0, 9) 0, 10) 0 11) 0, 12) 0, 13) 0, 14) 0, 15) 2, 16) 0, 17) 0, 18) 0, 19) 0, 20) 0 |
| Universitätsbibliothek-Katalog Osnabrück (OPAC) (1970-2015) | 1) 0, 2) 0, 3) 0, 4) 0, 5) 0, 6) 0, 7) 0, 8) 0, 9) 0, 10) 0, 11) 0, 12) 0, 13) 0, 14) 0, 15) 0, 16) 0, 17) 54, 18) 54, 19) 52, 20) 52 | 1) 0, 2) 0, 3) 0, 4) 0, 5) 0, 6) 0, 7) 0, 8) 0, 9) 0, 10) 0, 11) 0, 12) 0, 13) 0, 14) 0, 15) 0, 16) 0, 17) 0, 18) 0, 19) 0, 20) 0 |
| Scholar-Google (1970-2015) | 1) 901, 2) 1.100 3) 781, 4) 645, 5) 454, 6) 943, 7) 440, 8) 446, 9) 779, 10) 16.300 , 11) 769, 12) 10.800, 13) 1.170, 14) 1.780 15) 1.160, 16) 792, 17) 2.820 18) 3.638 19) 462, 20) 1.700 | 1) 0, 2) 0, 3) 0, 4) 0, 5) 0, 6) 0, 7) 0, 8) 0, 9) 1, 10) 2, 11) 0, 12) 0, 13) 0, 14) 0, 15) 0, 16) 0, 17) 0, 18) 0, 19) 0, 20) 0 |
| MEDPILOT | 1) 0, 2) 18, 3) 24, 4) 8, 5) 3, 6) 19, 7) 22, 8) 0, 9) 2, 10) 24, 11) 40, 12) 9, 13) 9, 14) 50, 15) 75, 16) 14, 17) 1, 18) 14, 19) 31, 20) 0 | 1) 0, 2) 2, 3) 2, 4) 0, 5) 0, 6) 0, 7) 0, 8) 0, 9) 1, 10) 2, 11) 3, 12) 0, 13) 0, 14) 2, 15) 2, 16) 0, 17) 0, 18) 1, 19) 1, 20) 0 |
| Statistisches Bundesamt | 1) 0, 2) 0, 3) 0, 4) 0, 5) 0, 6) 0, 7) 0, 8) 0, 9) 0, 10) 1, 11) 0, 12) 0, 13) 0, 14) 0, 15) 0, 16) 0, 17) 0, 18) 0, 19) 0, 20) 0 | 1) 0, 2) 0, 3) 0, 4) 0, 5) 0, 6) 0, 7) 0, 8) 0, 9) 0, 10) 0, 11) 0, 12) 0, 13) 0, 14) 0, 15) 0, 16) 0, 17) 0, 18) 0, 19) 0, 20) 0 |

Die Tabelle 5 besteht aus 20 Suchbegriffen, welche jeweils numerisch gekennzeichnet sind. Dies soll dem Leser ermöglichen, die jeweiligen Suchbegriffe zuordnen zu können.

**Tabelle 6: Literaturauswahl mit Suchbegriffen der Komponente 2**

| Literaturauswahl<br>Suchbegriff:<br>1) invasive Beatmung bei Kindern und Jugendlichen UND häusliches Umfeld<br>2) invasive Beatmung bei Kindern und Jugendlichen UND zu Hause<br>3) invasive Beatmung bei Kindern und Jugendlichen UND Familienleben<br>4) invasive Beatmung bei Kindern und Jugendlichen UND Wohnort<br>5) invasive Beatmung bei Kindern und Jugendlichen UND Häuslichkeit<br>6) außerklinisch invasiv beatmete Kinder und Jugendliche UND häusliches Umfeld<br>7) außerklinisch invasiv beatmete Kinder und Jugendliche UND zu Hause<br>8) außerklinisch invasiv beatmete Kinder und Jugendliche UND Familienleben<br>9) außerklinisch invasiv beatmete Kinder und Jugendliche UND Wohnort<br>10) außerklinisch invasiv beatmete Kinder und Jugendliche UND Häuslichkeit<br>11) außerklinisch beatmete Kinder und Jugendliche mit Tracheostoma UND häusliches Umfeld<br>12) außerklinisch beatmete Kinder und Jugendliche mit Tracheostoma UND zu Hause<br>13) außerklinisch beatmete Kinder und Jugendliche mit Tracheostoma UND Familienleben<br>14) außerklinisch beatmete Kinder und Jugendliche mit Tracheostoma UND Wohnort<br>15) außerklinisch beatmete Kinder und Jugendliche mit Tracheostoma UND Häuslichkeit<br>16) tracheotomierte und beatmete Kinder und Jugendliche UND häusliches Umfeld<br>17) tracheotomierte und beatmete Kinder und Jugendliche UND zu Hause<br>18) tracheotomierte und beatmete Kinder und Jugendliche UND Familienleben<br>19) tracheotomierte und beatmete Kinder und Jugendliche UND Wohnort<br>20) tracheotomierte und beatmete Kinder und Jugendliche UND Häuslichkeit<br>21) high-tech home care bei Kindern und Jugendlichen UND häusliches Umfeld<br>22) high-tech home care bei Kindern und Jugendlichen UND zu Hause<br>23) high-tech home care bei Kindern und Jugendlichen UND Familienleben<br>24) high-tech home care bei Kindern und Jugendlichen UND Wohnort<br>25) high-tech home care bei Kindern und Jugendlichen UND Häuslichkeit<br>26) pädiatrische high-tech home care UND häusliches Umfeld<br>27) pädiatrische high-tech home care UND zu Hause<br>28) pädiatrische high-tech home care UND Familienleben<br>29) pädiatrische high-tech home care UND Wohnort<br>30) pädiatrische high-tech home care UND Häuslichkeit | | |
|---|---|---|
| | **Treffer** | **relevante Treffer** |
| Universitätsbibliothek-Katalog Essen/Duisburg (Primo) | 1) 0, 2) 0, 3) 0, 4) 0, 5) 0, 6) 0, 7) 0, 8) 0, 9) 0, 10) 0, 11) 0, 12) 0, 13) 0, 14) 0, 15) 0, 16) 0, 17) 0, 18) 0, 19) 0, 20) 0, 21) 0, 22) 0, 23) 0, 24) 0, 25) 0, 26) 0, 27) 0, 28) 0, 29) 0, 30) 0 | 1) 0, 2) 0, 3) 0, 4) 0, 5) 0, 6) 0, 7) 0, 8) 0, 9) 0, 10) 0, 11) 0, 12) 0, 13) 0, 14) 0, 15) 0, 16) 0, 17) 0, 18) 0, 19) 0, 20) 0, 21) 0, 22) 0, 23) 0, 24) 0, 25) 0, 26) 0, 27) 0, 28) 0, 29) 0, 30) 0 |
| Universitätsbibliothek-Katalog Osnabrück (OPAC) | 1) 0, 2) 0, 3) 0, 4) 0, 5) 0, 6) 0, 7) 0, 8) 0, 9) 0, 10) 0, 11) 0, 12) 0, 13) 0, 14) 0, 15) 0, 16) 0, 17) 0, 18) 0, 19) 0, 20) 0, 21) 0, 22) 0, 23) 0, 24) 0, 25) 0, 26) 0, 27) 0, 28) 0, 29) 0, 30) 0 | 1) 0, 2) 0, 3) 0, 4) 0, 5) 0, 6) 0, 7) 0, 8) 0, 9) 0, 10) 0, 11) 0, 12) 0, 13) 0, 14) 0, 15) 0, 16) 0, 17) 0, 18) 0, 19) 0, 20) 0, 21) 0, 22) 0, 23) 0, 24) 0, 25) 0, 26) 0, 27) 0, 28) 0, 29) 0, 30) 0 |
| MEDPILOT® | 1) 2, 2) 22, 3) 0, 4) 0, 5) 0, 6) 1, 7) 1, 8) 0, 9) 0, 10) 1, 11) 0, 12) 0, 13) 0, 14) 0, 15) 0, 16) 1, 17) 3, 18) 0, 19) 0, 20) 0, 21) 0, 22) 0, 23) 0, 24) 0, 25) 2, 26) 0, 27) 0, 28) 0, 29) 0, 30) 6 | 1) 0, 2) 0, 3) 0, 4) 0, 5) 0, 6) 0, 7) 0, 8) 0, 9) 0, 10) 0, 11) 0, 12) 0, 13) 0, 14) 0, 15) 0, 16) 0, 17) 0, 18) 0, 19) 0, 20) 0, 21) 0, 22) 0, 23) 0, 24) 0, 25) 0, 26) 0, 27) 0, 28) 0, 29) 0, 30) 0 |

| Statistisches Bundesamt (1970-2015) | 1) 0, 2) 0, 3) 0, 4) 0, 5) 0, 6) 0, 7) 0, 8) 0, 9) 0, 10) 0, 11) 0, 12) 0, 13) 0, 14) 0, 15) 0, 16) 0, 17) 0, 18) 0, 19) 0, 20) 0, 21) 0, 22) 0, 23) 0, 24) 0, 25) 0, 26) 0, 27) 0, 28) 0, 29) 0, 30) 0 | 1) 0, 2) 0, 3) 0, 4) 0, 5) 0, 6) 0, 7) 0, 8) 0, 9) 0, 10) 0, 11) 0, 12) 0, 13) 0, 14) 0, 15) 0, 16) 0, 17) 0, 18) 0, 19) 0, 20) 0, 21) 0, 22) 0, 23) 0, 24) 0, 25) 0, 26) 0, 27) 0, 28) 0, 29) 0, 30) 0 |
|---|---|---|

Die Tabelle 6 ist wie die Tabelle 5 zu lesen und besteht aus 30 Suchbegriffen.

Des Weiteren hat die Autorin eine Handsuche in ihren abonnierten Fachzeitschriften ´Die Schwester Der Pfleger´ wie auch der `Pflegezeitschrift` durchgeführt. Zusätzlich hat sie gesammelte Fachzeitschriften auf relevante Inhalte überprüft. Die Ergebnisse dieser Literatursuche sind in der folgenden Tabelle aufgeführt.

**Tabelle 7: Literaturauswahl durch Handsuche**

| Fachzeitschriften<br>1) Die Schwester Der Pfleger (2010-2015)<br>2) PFLEGE Zeitschrift (2012-2015)<br>3) beatmetleben (2010-2013) | | |
|---|---|---|
| | | relevante Treffer |
| 1) Die Schwester Der Pfleger | | 2012: 2 |
| 2) PFLEGE Zeitschrift | | 2012:1<br>2013: 2 |
| 3) beatmetleben | | 2013: 3 |

In Tabelle 7 sind jeweils die einzelnen relevanten Treffer nach dem dazugehörigen Jahr unterteilt.

In der Auswertungsphase der Literaturrecherche wird die gefundene Literatur gesichtet und nach den Ein- und Ausschlusskriterien selektiert. Das Einschlusskriterium bezogen auf den Zeitraum von 1970 bis 2015 war bei Primo und MEDPILOT nicht einsetzbar. Nach der Eingabe der festgelegten Suchbegriffe aus Tabelle 5 hat sich gezeigt, dass bei Google Scholar die meisten relevanten Treffer erzielt wurden. Die Datenbank des Statistischen Bundesamtes weist keine Treffer hinsichtlich der häuslichen Kinderkrankenpflege auf. Die in Tabelle 6 festgelegten Suchbegriffe erzielten lediglich bei Google Scholar relevante Treffer. Diese geringe Trefferquote kann ein Anzeichen für nicht gut ausgewählte Suchbegriffe oder ein Indiz dafür sein, dass das Feld der invasiv beatmeten Kinder und Jugendlichen in der häuslichen Versorgung in der BRD wenig erforscht ist. Das Statistische Bundesamt zeigt auch in Tabelle 6 keine Daten auf.

Die Literatursuche ergab insgesamt 44 relevante Treffer. Hierbei ist zu erwähnen, dass es sich bei einigen relevanten Treffern um gleiche Daten handelte. Nach Berechnung der Autorin sind 30 von 44 relevanten Treffern nutzbare Daten. Die herausgearbeitete Literaturauswahl ist im Literaturverzeichnis aufgelistet.

Die Literaturrecherche ermöglichte es der Autorin, Fachliteratur zu erwerben, welche ihr bei der Beantwortung ihrer Forschungsfrage dienlich war wie auch die gesteckten Ziele innerhalb dieser Forschungsarbeit umzusetzen. Die Fachliteratur wurde innerhalb der Literaturanalyse mittels des Schneeballsystems ausgeweitet. Dies ergab sich durch die Auseinandersetzung mit der anfänglich festgelegten Fachliteratur nach der Literaturrecherche. Obwohl die Autorin anfänglich durch das durchgeführte Suchverfahren keine Daten über das Statistische Bundesamt ausfindig machen konnte, hat sie sich durch die Begriffe Pflegebedürftigkeit wie auch Schwerbehinderung einen Überblick über die Datenlage zwischen den Jahren 1999-2013 verschaffen können.

## 3.2 Literaturanalyse

Die Literaturanalyse ist eine Sammlung von vorhandenen Erkenntnissen, die es zum Ziel hat innerhalb des erforschten Themenbereichs weitere Forschungsgebiete zu eröffnen (vgl. Webster, Watson 2002, S. 13). Okoli und Schabram haben für die Literaturanalyse acht Handlungsschritte beschrieben:

1) Formulierung der Forschungsfrage
2) Darstellung des Forschungsablaufs
3) Beginn der Literaturrecherche
4) Auswahl des Recherchematerials
5) Datenanalyse
6) Datenauswertung
7) Bündelung der Daten
8) Dokumentation (vgl. Okoli, Schabram 2010, S. 7)

Die Handlungsschritte 1 bis 5 sind durch die Autorin in Kapitel 2 und 3 schon abgehandelt worden. Demzufolge setzt sich der nächste Schritt der Studienarbeit mit der Datenauswertung auseinander.

In dem Handlungsschritt der Datenauswertung werden alle Daten, welche für die Forschungsfrage relevant sind, ermittelt. Dafür muss die Autorin systematisch die maßgeblichen Informationen aus den Daten herausfiltern (vgl. ebd.). Dabei beginnt die Autorin thematisch mit der Entstehungsgeschichte der häuslichen Kinderkrankenpflege. Hierbei geht sie chronologisch vor. Darauf aufbauend setzt sie sich dann mit der aktuellen Situation der häuslichen Kinderkrankenpflege in der BRD auseinander und untersucht die Vergangenheit sowie die Gegenwart dieses Modells hinsichtlich ihrer Parallelen und Differenzen, um diese anschließend zu beschreiben. Bei der Bündelung der Daten werden die Ergebnisse der Datenauswertung zusammengeführt. Dabei nutzt die Autorin die empirisch-analytische Methode (vgl. ebd.). Der letzte Handlungsschritt beinhaltet die Dokumentation der Daten. Innerhalb der Literaturanalyse ist es notwendig, die Handlungsschritte in ihrer Reihenfolge einzuhalten wie auch detailliert auszuführen, um jeden einzelnen Schritt unabhängig voneinander betrachten und bewerten zu können (vgl. Okoli, Schabram 2010, S. 7).

# 4 Forschungsergebnisse: Entwicklungen in der häuslichen Kinderkrankenpflege

In diesem Kapitel wird die historische Entwicklung des häuslichen Kinderkrankenpflegedienstes beschrieben. Um einen besseren Überblick über die Entstehungsgeschichte zu schaffen, wird diese in die unterschiedlichen Gründungsstätten gegliedert. Danach wird die aktuelle Situation des Sektors häusliche Kinderkrankenpflege dargestellt, wobei sich die Autorin hier auf die letzten 5 Jahre (ab 2010) beziehen möchte. Anschließend wird die Problemlage der häuslichen Kinderkrankenpflegedienste kurz erläutert und die unterschiedlichen Begriffe der häuslichen Kinderkrankenpflege dargestellt. Das Kapitel 4.5 beschreibt dann die Ziele und Leistungen, die innerhalb der häuslichen Kinderkrankenpflege festgelegt wurden und bis heute allgemeingültig sind. Dieser Überblick soll die Notwendigkeit dieses Modells verdeutlichen und herausfiltern, inwieweit dieses Leistungsspektrum auf die invasiv beatmeten Kinder und Jugendlichen Anwendung finden kann. In Kapitel 4.6 werden anschließend die Krankheitsbilder vorgestellt, mit denen sich die häuslichen Kinderkrankenpflegedienste bis heute hauptsächlich bei der Versorgung auseinandersetzen müssen. Dabei wird die Entwicklung von der Gründung des ersten Pflegedienstes an bis zu den heute vorwiegend anzutreffenden Krankheitsbildern betrachtet.

## 4.1 Historische Entwicklung der häuslichen Kinderkrankenpflege

***Frankfurt am Main - Mobile Kinderkrankenpflege Frankfurt/M.***

Die Gründungsgeschichte der häuslichen Kinderkrankenpflege innerhalb Deutschlands ist bei Mechthild Olbrich anzusiedeln. Sie gilt als Pionierin der häuslichen Pflege in der BRD und hat andere Kinderkrankenschwestern durch ihre Öffentlichkeitsarbeit bzgl. der Notwendigkeit der häuslichen Kinderkrankenpflege dazu motiviert, sich für dieses Modell stark zu machen. Olbrich verstarb im Jahre 2011 im Alter von 79 Jahren in Frankfurt am Main (vgl. Leupold 2011, S. 506). Dieses Kapitel setzt sich mit der historischen Entwicklung der häuslichen Kinderkrankenpflege auseinander und ist auf den Zeitraum 1972 bis 2000 begrenzt.

Die gelernte Kinderkrankenschwester Mechthild Olbrich setzte sich 1972 bedingt durch ihre Weiterbildung zur Pflegedienstleitung mit dem Thema der psychischen Belastung von Kindern während eines Krankenhausaufenthaltes auseinander (vgl. Leupold 2011, S. 506; vgl. Olbrich 1992, S. 11). Dabei stieß sie auf Erkenntnisse, die belegten, dass Kinder, welche von ihrer Familie und ihrer vertrauten Umgebung getrennt wurden "[...] Trennungstraumen, Entwicklungsrückschritte und Verhaltensstörungen [...]" erlitten (Olbrich 1992, S. 11). Diese gewonnenen Erkenntnisse bewegten Olbrich dazu, einen Lösungsansatz für diese Problematik zu finden. Dabei entwickelte sie die Idee einer "[...] "Mobilen Kinderkrankenschwester" [...]" (Olbrich 1992, S. 11). Die mobile Kinderkrankenschwester sollte die jeweils notwendige Pflege des kranken Kindes in der Häuslichkeit des Kindes und seiner Familie durchführen. Wie es der Begriff der mobilen Kinderkrankenschwester schon verdeutlicht, war es Olbrich ein Anliegen, dass die Versorgung der Kinder durch eine examinierte Kinderkrankenschwester geleistet wird (vgl. Olbrich 1992, S. 11). Dieser Grundgedanke der häuslichen Versorgung wurde von Olbrich im Jahre 1973 in Köln während eines Vortrags zum ersten Mal der Öffentlichkeit vorgestellt (vgl. ebd.). Ein Jahr später berichtete Olbrich in Loccum bei Niedersachen über die Problematik des stationären Aufenthaltes bei Kindern und stellte ihre Idee dem Publikum vor (vgl. ebd.). Der DBfK e.V. nahm sich dieses Themas im Jahr 1975 an und machte es in seiner Fachzeitschrift 'Die Schwester/ Der Pfleger' publik (vgl. ebd.). 1976 war Olbrich es dann möglich, ihr Modellprojekt dem ansässigen Gesundheitsdezernat in Frankfurt am Main zu präsentieren (vgl. ebd.). Dieses Modell sollte den Kindern und ihren Familien zu Gute kommen, die aufgrund der Schließung des städtischen Kinderkrankenhauses benachteiligt wurden. Das Gesundheitsdezernat sah jedoch keine Notwendigkeit in einer häuslichen Versorgung durch Kinderkrankenschwestern und lehnte dieses Modellprojekt ab (vgl. ebd.). Olbrich ließ sich von der Wichtigkeit dieses Modells jedoch nicht abbringen und nutzte 1977 eine Tagung in Bad Orb als erneute Plattform. Hier war es ihr möglich, sich mit anderen Pflegefachkräften über diese Thematik auszutauschen und nahm die dazugewonnenen Informationen als Erfahrungswert mit (vgl. ebd.). Sieben Jahre nach Olbrichs erster Auseinandersetzung mit dem Thema der häuslichen Kinderkrankenpflege wurde es ihr dann ermöglicht, innerhalb eines Projektes mit dem Evangelischen Regionalverband Frankfurt/Main als Träger aktiv zu werden. Sie erhielt die Möglichkeit ihren Grundgedanken als PDL durch die Gründung der 'Mobilen Kinderkrankenpflege Frankfurt/M.' umzusetzen und die häusliche Kinderkrankenpflege in der BRD ins Leben zu rufen (vgl. Leupold 2011, S. 506; vgl. Olbrich 1992, S. 11). Bis heute ist dieser mobile Kinderkrankenpflegedienst, den Olbrich bis 1995 sechszehn Jahre erfolgreich als PDL geführt hatte, aktiv (vgl. Diakonisches Werk Frankfurt 2013; Leupold 2011, S. 506). Im Jahre 1992 wurde das erste Mal eine Fachweiterbildung für die häusliche Versorgung von Kindern angeboten. Hier flossen die vielen Erfahrungen, welche Olbrich durch ihre sechszehnjährige Arbeit in diesem Bereich gemacht hat, in das von ihr erstellte Angebot mit ein. Bis 2006 leitete Olbrich diese Fachweiterbildungen (vgl. Leupold 2011, S. 506). Des Weiteren erkannte Olbrich, dass die Arbeit innerhalb der häuslichen Kinderkrankenpflege zusätzlicher Eignungen und eines gewissen Know-hows bedurfte. Dabei bezog sie sich hauptsächlich auf die erhöhte Eigenverantwortung wie auch auf die Begleitung und Unterstützung der Familienmitglieder in der alltäglichen Versorgung ihres erkrankten Kindes. Diese wies Differenzen zu der stationären Versorgung auf (vgl. ebd.). Olbrich war stets bemüht, ihre Erfahrungen und ihr Wissen durch Vorträge sowie durch Veröffentlichungen in Fachzeitschriften in die Öffentlichkeit zu tragen (vgl. ebd.). Für ihr berufspolitisches Engagement innerhalb der Kinderkrankenpflege erhielt Olbrich zum einen „[...] die Verleihung der Ehrenmedaille für Verdienste um die Kinderkrankenpflege [...] durch die Deutsche Gesellschaft für Sozialpädiatrie e.V. [...]"im Jahr 1987, zum anderen wurde sie durch „[...] die Verleihung der Antonie Zerwer-Ehrenmedaille, die der Berufsverband Kinderkrankenpflege Deutschland e.V. „[...] ihr im Jahre 1994 verlieh" (Leupold 2011, S. 506), ausgezeichnet.

***Berlin - Externer Pflegedienst***

Parallel wurde in Berlin 1977, in Unterstützung der FU-Kinderklinik Berlin, das Modellprojekt mit dem Namen 'Rooming-Out' ins Leben gerufen. Dieser häusliche Pflegedienst wurde zum einen durch Kinderkrankenschwestern umgesetzt, zum anderen aber auch durch Pädiater der hiesigen Kinderklinik unterstützt. Diese Zusammenarbeit zwischen den beiden Berufsgruppen war durch die integrierten Räumlichkeiten des 'Rooming-Outs' innerhalb der FU-Kinderklinik vereinfacht (vgl. Olbrich 1992, S. 11). Das Berliner Modellprojekt wurde von 1979 bis 1983 durch die Robert-Bosch-Stiftung finanziell wie auch wissenschaftlich gefördert und vom anfänglichen 'Rooming-Out' zum 'Externen Pflegedienst' umbenannt (vgl. Beikirch, Korporal, Rahe-Badenhoop 1989, S.2). Nach Beendigung der vierjährigen Modellphase erwarb der Externe Pflegedienst die Rechtsform eines eingetragenen gemeinnützigen Vereins. Die Mitglieder des Vereins bestanden aus unterschiedlichen Berufszweigen, wie z.B. Kinderkrankenschwestern und niedergelassenen sowie stationär tätigen Pädiatern (vgl. ebd., S. 84). Der eingetragene Verein hatte sich die folgenden zwei Hauptziele für die häusliche Kinderkrankenpflege gesetzt:

1) Entwicklung von Fort- und Weiterbildungsmaßnahmen
2) Weiterentwicklung der Pflegeforschung (vgl. ebd.)

1984 schloss sich der Externe Pflegedienst dem Deutschen Paritätischen Wohlfahrtsverband Berlin an. Trotz dieses Bündnisses blieb der Externe Pflegedienst unabhängig (vgl. ebd., S. 85).

***Berlin - Hauskinderkrankenpflege***

1978 entstand ein weiteres von der Berliner Morgenpost finanziell unterstütztes Modellprojekt innerhalb Berlins, welches den Namen der 'Hauskinderkrankenpflege' trug. Der Impuls der Hauskinderkrankenpflege kam aus dem Christophorus-Kinderkrankenhaus. Da dieses Modell eine zeitliche Begrenzung von zwei Jahren hatte, wurde es nach diesem Zeitraum auch nicht mehr weiter gefördert und löste sich demzufolge auf (vgl. Olbrich 1992, S. 11).

***Darmstadt - Kinderkrankenpflege im häuslichen Bereich***

Im Jahre 1979 engagierten sich zwei Kinderkrankenschwestern innerhalb einer Caritas-Sozialstation, die Kinderkrankenpflege als weitere Leistung in den Betrieb zu implementieren. Sie berichten dabei von Schwierigkeiten mit den Kollegen des Alten- und Krankenpflegesektors, da diese den Bedarf dieser Leistung nicht nachvollziehen konnten (vgl. Olbrich 1992, S. 11f.). Dieses integrierte Angebot besteht trotz der anfänglichen Skepsis bis heute (vgl. Olbrich 1992, S. 12; vgl. Caritas 2015).

***Stuttgart - Beratungsdienst Kinderkrankenpflege***

1980 nahm eine Kinderkrankenschwester Kontakt zu der regional ansässigen AOK auf. Ihr Ziel bestand darin, die AOK auf die Notwendigkeit von häuslicher Kinderkrankenpflege aufmerksam zu machen und sie für diese Leistung zu sensibilisieren. Die AOK Stuttgart gründete mit der oben genannten Kinderkrankenschwester den 'Beratungsdienst Kinderkrankenpflege' mit dem Ziel, durch kürzere Krankenhausaufenthalte der Kinder die Kosten für die Krankenkasse zu verringern (vgl. Olbrich 1992, S. 12). Da der Arbeitsaufwand durch eine Kinderkrankenschwester nicht umsetzbar war und die AOK keine weitere Stelle genehmigen wollte, wurde dieses Angebot beendet (vgl. ebd.).

***Hamburg - Außerklinischer Pflegedienst***

Um das Jahr 1980 herum wurde eine Kinderkrankenschwester durch das Kinderkrankenhaus Rothenburgsort in Hamburg mit dem Auftrag eingestellt, die aus dem Krankenhaus entlassenen Kinder in ihrer Häuslichkeit weiter zu versorgen (vgl. Olbrich 1992, S. 12). Dabei lag das Primärziel des Kinderkrankenhauses in der Vermeidung von wiederkehrenden Krankenhausaufnahmen der Kinder. Dadurch, dass die Klinik schließen musste, konnte der 'Außerklinische Pflegedienst' nicht weitergeführt und ausgebaut werden. 1987 wurde der 'Verein zur Förderung der Häuslichen Kinderkrankenpflege' durch Kinderkrankenschwestern wie auch Pädiater gegründet und trat im gleichen Jahr als Mitglied in den Deutschen Paritätischen Wohlfahrtsverband ein (vgl. Häusliche Kinderkrankenpflege Hamburg e.V. 2015, S. 7). Nach der finanziellen Absicherung durch eine private Stiftung, der Glücksspirale, wie auch durch die Elternselbsthilfegruppe krebskranker Kinder konnte zwei Jahre später, im Jahr 1989, die häusliche Versorgung von Kindern durch vorerst eine Kinderkrankenschwester gewährleistet werden. Während dieser Arbeit unterstützten zwei weitere Kinderkrankenschwestern nebenberuflich ihre Kollegin bei den Vertragsverhandlungen mit den Krankenkassen (vgl. ebd.). 1990 war es dem 'Verein zur Förderung der Häuslichen Kinderkrankenpflege e.V.' als erstem häuslichen Kinderkrankenpflegedienst in der BRD gelungen, einen Vertrag mit der GKV zu schließen (vgl. ebd.). Im Jahr 1995 investierte die 'Deutsche Krebshilfe' in diesen Verein mit dem Wunsch eines Leistungsausbaus für die häusliche Versorgung von onkologisch erkrankten Kindern. Zu diesem Zeitpunkt waren fünf examinierte Kinderkrankenschwestern eingestellt (vgl. ebd.). Im Jahr 2003 hat sich die Anzahl der Kinderkrankenschwestern auf dreizehn erhöht (vgl. ebd.). Bis heute ist dieser häusliche Kinderkrankenpflegedienst aktiv (vgl. ebd.).

***Düsseldorf - Caritas Kinderkrankenpflege***

Im Jahr 1987 bot der Caritasverband Eltern schwerbehinderter Kinder eine unentgeltliche „[...] Betreuung, Begleitung und Förderung der Kinder und Jugendlichen [...]" an (Brzosa 2004, S.896f.). Dieser Service wurde anfänglich von drei Zivildienstleistenden durchgeführt, welche von einem Sozialpädagogen begleitet wurden. Des Weiteren übernahmen die Zivildienstleistenden die Grundpflege und halfen den Familien bei hauswirtschaftlichen Aufgaben (vgl. ebd.). Darauf aufbauend entstand der Pflege-Notruf im Jahr 1995. Dieser Service sollte die Versorgung der schwerbehinderten Menschen in der Nacht durch Pflegefachkräfte abdecken. Die Aufgaben waren hierbei das Intervenieren bei Notfällen wie auch das Durchführen von ärztlichen Anordnungen. Der Pflege-Notruf fand für Kinder, Jugendliche und Erwachsene Anwendung. Ein Jahr nach diesem Angebot entstand dann die 'Caritas Kinderkrankenpflege', welche von Kinderkrankenschwestern geleitet wurde und in Kooperation mit Pädiatern und den ortsansässigen Kinderkliniken die Versorgung der pädiatrischen Patienten in ihrer Häuslichkeit übernahm (vgl. ebd.).

Das Jahr 1981 war das Erfolgsjahr in der häuslichen Kinderkrankenpflege, da bedingt durch vermehrte Projekte Pflegedienste zunehmend etabliert wurden. Diese waren aus unterschiedlichen Impulsen heraus entstanden und wurden auch durch differenzierte finanzielle Mittel unterstützt und finanziert. Hierbei sind einige Dienste auch nach kürzester Zeit wieder geschlossen worden. Der Hauptgrund dieser Schließungen lag an der fehlenden finanziellen Sicherheit (vgl. Olbrich 1992, S. 12). Des Weiteren wurde in diesem Jahr das erste gemeinsame Treffen der bis dahin bestehenden, häuslichen Kinderkrankenpflegediensten in Berlin durchgeführt. Die Einladung erfolgte mit dem Wunsch nach einer gemeinsamen Gestaltung von einheitlichen Rahmenbedingungen. Dieses Treffen war für die Gründung des 'Arbeitskreis Häusliche Kinderkrankenpflege' ausschlaggebend, welcher überregional aktiv war und einmal jährlich ein Treffen wahrnehmen wollte. Infolge der großen Entfernungen der einzelnen Pflegedienste war diese jährliche Zusammenkunft jedoch, die einen regelmäßigen Austausch gewährleisten sollte, nicht möglich. Des Weiteren ergab sich das Problem, dass die einheitlichen Rahmenbedingungen durch die verschiedenen Voraussetzungen innerhalb der einzelnen Bundesländer erschwert wurden (vgl. Olbrich 1992, S. 12). Der Arbeitskreis blieb bestehen und hatte vorrangig die Funktion, Erfahrungen auszutauschen (vgl. ebd.). 1998 wurde der 'Bundesverband Häusliche Kinderkrankenpflege e.V.' gegründet. Seine Aufgaben sind seither, sich für diesen Sektor stark zu machen, die Qualität stetig zu optimieren und als Berater für die einzelnen Mitglieder zu fungieren (vgl. Bundesverband Häusliche Kinderkrankenpflege 2015). Im Jahre 1992 gab es innerhalb der BRD 21 häusliche Kinderkrankenpflegedienste (vgl. ebd.). Sieben Jahre später konnten schon ca. 100 Dienste gezählt werden (vgl. Dobke, Köhlen, Beier 2001, S. 184). Im Vergleich zu der Erwachsenenpflege im häuslichen Bereich mit ungefähr 11.000 Diensten stellt der häusliche Kinderkrankenpflegdienst eine geringe Anzahl dar, verdeutlicht jedoch den Bedarf im pädiatrischen Bereich (vgl. ebd., S. 184). Die häuslichen Kinderkrankenpflegedienste wiesen im Jahre 1999 eine hohe Anzahl an qualifizierten und examinierten Kinderkrankenschwestern auf. Bei 42 pädiatrischen Pflegediensten waren 416 Angestellte Kinderkrankenschwestern mit einer dreijährigen Ausbildung (vgl. ebd., S. 186). Bei einer Gesamtzahl von 452 Pflegekräften macht dies eine Fachexpertise des Bereiches der Kinderkrankenpflege von 90,04% aus. 51 Mitarbeiter wiesen eine Fachweiterbildung für die Anästhesie- und Intensivpflege auf, was prozentual einem Wert von 11,28% entspricht (vgl. ebd.).

1981 konnten des Weiteren die bestehenden häuslichen Kinderkrankenpflegedienste innerhalb des ersten Treffens des 'Arbeitskreises Häusliche Kinderkrankenpflege' folgende Problempunkte ausarbeiten:

1) Zusammenarbeit mit den Pädiatern
2) Abgrenzung zu der Sozialarbeit
3) Organisationsform
4) Dokumentation

5) Finanzierung

6) Abrechnung mit den Kostenträgern (vgl. Olbrich 1992, S. 12)

Zu den benannten Problempunkten gab es zwischen den häuslichen Pflegediensten immer wieder Konfrontationen mit Kinderkliniken, -ärzten und Krankenkassen. Die Zusammenarbeit zwischen den Kinderkliniken und Pädiatern verbesserte sich zunehmend dadurch, dass die erste Skepsis durch gute Erfahrungen mit den häuslichen Kinderkrankenpflegediensten abnahm und ein positiver Effekt für die Familien erkannt wurde (Graser 2011, S. 264). Die Krankenkassen vertraten anfänglich die Einstellung, dass die Eltern ihre Kinder selbstständig in der Häuslichkeit versorgen müssten. Diese Ansicht erfuhr erst dann eine Schwächung, als zunehmend intensivpflichtigere Kinder in die häusliche Situation übergingen. Einigen Krankenkassen fehlt bis heute die Einsicht der Notwendigkeit einer häuslichen Kinderkrankenpflege (Graser 2011, S. 264).

## 4.2 Häusliche Kinderkrankenpflege heute

Im Jahre 2011 beschrieb Anne Graser, die PDL des 'Häuslichen Kinderkrankenpflegedienst e.V.' aus Stuttgart, dass die Aufträge für die pflegerische Versorgung nicht mehr nur aus den Kinderkliniken kämen, sondern die Anfragen ebenfalls durch die niedergelassenen Pädiater wie auch durch direkte Anrufe von den Eltern erfolgten (Graser 2011, S. 264). Dadurch wird deutlich, dass die Dienstleistung der häuslichen Kinderkrankenpflege an Akzeptanz gewonnen und auch bei den Familien selbst an Bekanntheit zugenommen hat. Graser betont, dass es innerhalb der BRD ungefähr 180 bis 200 häusliche Kinderkrankenpflegedienste gibt. Im Internet sind auf der Seite des 'Kinderkrankenpflege-Netz' im Jahr 2015 über 150 häusliche Kinderkrankenpflegedienste zu zählen, wobei hier ebenfalls die Pflegedienste mit der Spezialisierung von intensivpflichtigen Kindern sowie Dienste mit zusätzlicher Erwachsenenpflege inbegriffen sind (Kinderkrankenpflege-Netz 2015). Aktuell verzeichnet der BHK e.V. 69 Mitgliedsdienste (vgl. ebd.). Trotz stetig neu entstehender Pflegedienste existiert keine Statistik speziell für die HKKP (vgl. Dobke, Köhlen, vgl. Beier 2001, S. 184). Das Statistische Bundesamt nimmt die HKKP lediglich in die allgemeine Statistik mit auf, indem sie die Versorgung von ambulanten Patienten in Altersgruppen unterteilt.

**Tabelle 8: Ambulante Pflegedienste in der BRD**

| BRD ambulante Pflegedienste (Anzahl) | | | | | |
|---|---|---|---|---|---|
| **2001** | **2003** | **2005** | **2007** | **2009** | **2011** |
| 10.594 | 10.619 | 10.997 | 11.529 | 12.026 | 12.349 |

(Statistisches Bundesamt 2015)

Die Tabelle 8 ist zum Nachweis der häuslichen Kinderkrankenpflege demzufolge nicht verwendbar. Jedoch macht sie deutlich, dass ein regelmäßiger Anstieg der ambulanten Pflegedienste in der BRD zu verzeichnen ist, was mutmaßen lässt, dass dies ebenfalls für die häusliche Kinderkrankenpflege gilt. Graser schildert in einem Interview, dass die neuen Bundesländer hinsichtlich der häuslichen Kinderkrankenpflege schlechter aufgestellt seien als die alten Bundesländer (Graser 2011, S. 264). Dies ist mitunter auf der Homepage des 'Bundesverbandes Häusliche Kinderkrankenpflege e.V.' zu erkennen (vgl. Bundesverband Häusliche Kinderkrankenpflege e.V. 2015). Die Ballungsgebiete liegen demnach in NRW und in Baden-Württemberg. In NRW sind die meisten häuslichen Kinderkrankenpflegedienste in und um das Ruhrgebiet herum vorzufinden. In Baden-Württemberg haben die Dienste ihre Standorte in und um Stuttgart. (vgl. ebd.). Da der BHK e.V. 69 Mitgliedsdienste im Jahr 2010 aufwies, lassen sich die genannten Ballungsräume lediglich als Orientierung ansehen (vgl. ebd.). Das Kinderkrankenpflege-Netz, welches sich im Internet präsentiert, weist auch in Berlin eine Vielzahl von häuslichen Kinderkrankenpflegediensten auf. Acht Kinderkrankenpflegedienste auf einer kleinen Gesamtfläche, im Gegensatz zu den anderen Bundesländern, lässt vorerst eine gute Versorgung vermuten (vgl. Kinderkrankenpflege-Netz 2015). Wird jedoch der Mittelwert von 17,3 Kindern betrachtet, die pro häuslichem Kinderkrankenpflegedienst betreut werden, sind acht Pflegedienste in einer Hauptstadt mit einer berechneten Bevölkerungsanzahl von über 3,4 Millionen Einwohnern im Jahr 2013 als gering einzustufen (vgl. Statistische Ämter des Bundes und der Länder 2015). Bayern weist, ähnlich wie die neuen Bundesländer, eine geringe Anzahl von häuslichen Kinderkrankenpflegediensten auf (vgl. ebd.; vgl. Bundesverband Häusliche Kinderkrankenpflege e.V. 2015). Der im Jahr 2011 gegründete ambulante 'Kinderkrankenpflegedienst Weser-Ems' (KWE), welcher seinen Standort in Niedersachen hat, berichtet von der Problematik der Versorgung von pflegebedürftigen Kindern in den ländlichen Regionen. Diese Regionen würden eine geringe Zahl von häuslichen Kinderkrankenpflegediensten aufweisen, was eine Unterversorgung dieser Gebiete verursacht (vgl. Reimers 2014, S. 432).

***Pflegebedürftige Kinder und Jugendliche in der BRD***

Mit der Auseinandersetzung der Anzahl der pflegebedürftigen Kinder und Jugendlichen soll ein Vergleich des Zeitraums 1999 bis 2011 erfolgen, um anschließend festzustellen, ob eine Tendenz der zukünftigen Notwendigkeit zu erkennen ist.

**Tabelle 9: Pflegebedürftige Kinder und Jugendliche in der häuslichen Versorgung**

| BRD Pflegebedürftige (Anzahl) | | | | | | | | |
|---|---|---|---|---|---|---|---|---|
| **Altersgruppe** | **Art der Versorgung von Pflegebedürftigen** | **1999** | **2001** | **2003** | **2005** | **2007** | **2009** | **2011** |
| Unter 15 Jahren | Versorgung zu Hause | 70.149 | 66.391 | 64.447 | 61.446 | 62.912 | 66.116 | 67.594 |

Laut des Statistischen Bundesamtes sind 67.594 Kinder und Jugendliche unter 15 Jahren im Jahre 2011 pflegebedürftig. Daraus ergibt sich für diese Patientengruppe eine Pflegequote von insgesamt 0,6% als Anteil der gesamten zu pflegenden Bevölkerung in Deutschland. Im Vergleich zu 2009 ist im Jahr 2011 ein Wachstum der Pflegebedürftigkeit dieser Altersgruppe von 1,9% zu verzeichnen (vgl. Pfaff 2013, S. 9). Die Tabelle 9 zeigt auf, dass im Jahr 1999 die Versorgung von Kindern und Jugendlichen in der Häuslichkeit mit 70.149 am höchsten war. Danach fällt die Anzahl auf seinen tiefsten Wert mit 61.446 Kindern und Jugendlichen im Jahre 2005. Im Jahre 2011 steigt dann die Zahl der häuslichen Versorgung auf 67.594 an. Diese Statistik verdeutlicht, dass auch in den darauffolgenden Jahren ein stetiger Anstieg von pflegebedürftigen Kindern und Jugendlichen innerhalb der häuslichen Versorgung zu erwarten ist und ein weiterer Bedarf an HKKP wie auch spezialisiertem Pflegefachpersonal notwendig sein wird. Der Begriff der Versorgung zu Hause wird durch das Statistische Bundesamt erläutert und „[...] umfasst die Erbringung von Pflegesachleistungen durch ambulante Pflegedienste sowie die Empfänger von Pflegegeld für selbst beschaffte Pflegehilfen [...]" (Statistisches Bundesamt 2015). Dies verdeutlicht, dass in der erhobenen Pflegestatistik nicht nur Pflegedienste enthalten sind, sondern auch selbstständige Pflegefachkräfte miteinbezogen werden, was die Statistik für die häusliche Kinderkrankenpflege noch weniger aussagekräftig werden lässt.

***Schwerbehinderte Kinder und Jugendliche in der BRD***

Schwerbehinderte Kinder und Jugendliche bedürfen einer speziellen pflegerischen Unterstützung. Die Entwicklung der Anzahl dieser betroffenen Gruppe wird im Nachfolgenden analysiert, um einen zukünftigen Bedarf bestimmen zu können.

**Tabelle 10: Schwerbehinderte Kinder und Jugendliche in der BRD**

| BRD<br>Schwerbehinderte Kinder und Jugendliche (Anzahl) | | | | | | | |
|---|---|---|---|---|---|---|---|
| **Altersgruppe** | **2001** | **2003** | **2005** | **2007** | **2009** | **2011** | **2013** |
| unter 4 Jahren | 15.938 | 15.276 | 14.478 | 14.297 | 14.275 | 14.194 | 13.928 |
| 4-6 Jahre | 15.026 | 14.885 | 14.611 | 14.002 | 14.336 | 14.376 | 14.109 |
| 6 bis 15 Jahre | 96.197 | 93.824 | 91.124 | 91.928 | 94.708 | 97.988 | 99.847 |
| 15 bis 18 Jahre | 37.740 | 40.471 | 41.342 | 39.918 | 38.250 | 38.696 | 41.342 |

(Statistisches Bundesamt 2015)

Die Tabelle 10 zeigt die Anzahl der schwerbehinderten Kinder und Jugendlichen in der BRD. Anhand dieser Tabelle wird deutlich, dass die Anzahl der schwerbehinderten Kinder unter 4 Jahren von 2001 bis 2013 um mehr als 2000 gesunken ist. Ebenfalls sind fallende Zahlen schwerbehinderter Kinder in der Altersgruppe von 4-6 Jahren zu verzeichnen. Hier lässt sich vermuten, dass vielen Schwerbehinderungen durch die verbesserten medizinischen Möglichkeiten vorgebeugt werden kann, da nach Angaben des Statistischen Bundesamtes der Bevölkerungsstand dieser Altersgruppe abnimmt (vgl. Statistisches Bundesamt 2015). Die Schwerbehinderungen zwischen dem 6-18 Lebensjahr nehmen tendenziell zu, obwohl die Anzahl dieser Altersgruppe innerhalb der Bevölkerung abnimmt (vgl. ebd.). Dies lässt annehmen, dass die häusliche Kinderkrankenpflege aktuell sowie zukünftig zunehmend jugendliche Kunden versorgen wird. Auch hier lässt sich annehmen, dass bedingt durch die verbesserten medizinischen Erkenntnisse die Lebenserwartungen der Kinder und Jugendlichen zugenommen hat.

Im Rahmen der häuslichen Kinderkrankenpflege berichten das Vorstandmitglied Mechthild Böll wie auch die damalige Geschäftsführung Elisabeth Wetzel des BHK e.V. über die stetig steigende Nachfrage dieser Dienste (vgl. Böll, Wetzel 2008, S. 35). Als Gründe dieser Nachfrage werden zum einen die Fortschritte in Technik und Medizin genannt und zum anderen sei die Dienstleistung der häuslichen Versorgung im pädiatrischen Bereich in der Öffentlichkeit deutlich bekannter geworden. Durch den technischen und medizinischen Fortschritt überlebt eine größere Anzahl der Kinder. Diese Kinder leiden jedoch dementsprechend häufiger an multiplen Syndromen wie auch an Herz- und Niereninsuffizienzen (vgl. ebd.). Demzufolge werden die meisten Pflegedienste durch die Kinderklinik kontaktiert. Wetzel und Böll berichten hier von 95 Prozent (vgl. ebd., S. 36).

## 4.3 Heutige Problemlage der häuslichen Kinderkrankenpflege

„Die Zahl schwerkranker Kinder, die zuhause gepflegt werden sollen, steigt stetig" (Bundesverband Häusliche Kinderkrankenpflege e.V. 2015). Gründe für diese steigende Nachfrage sind zum einen die durch das DRG-System geförderten früheren Entlassungen aus den Krankenhäusern sowie die durch den medizinischen und technischen Fortschritt gestiegenen Lebenserwartungen von z.B. Frühgeborenen oder lebenslimitiert erkrankten Kindern und Jugendlichen (vgl. ebd.). Der 'Bundesverband Häusliche Kinderkrankenpflege e.V.' wie auch der 'Orts-Caritasverband Paderborn' betonen in Veröffentlichungen, dass es innerhalb der häuslichen Kinderkrankenpflege an qualifiziertem Pflegefachpersonal fehle und dies die Versorgungskapazität schmälere (vgl. caritas 2011; Bundesverband Häusliche Kinderkrankenpflege e.V. 2015). Bedingt durch den Mangel an Pflegefachkräften gilt es vor der Annahme eines Klienten, Personal für sich zu gewinnen, welches die Qualifikation einer dreijährig examinierten Gesundheits- und Kinderkrankenpflegekraft wie auch Erfahrungen im Bereich der häuslichen Kinderkrankenpflege besitzt, da die ambulante Kinderkrankenpflege eine „[...] hochspezialisierte Dienstleistung [ist!], die laut ihren Anforderungen [...] nur durch qualifizierte Pflegende ausgeübt" werden kann (Friedemann, Köhlen 2003, S.164; Erg. v. Autorin). Pflegepersonal, welches in der häuslichen Kinderkrankenpflege eingesetzt wird, hat ein hohes Aufgabenspektrum zu erfüllen. Zum einen gilt es, eine professionelle Beziehung zu der Familie und dem Kind/Jugendlichen aufzubauen, da ein Vertrauensverhältnis für die gemeinsame Zusammenarbeit notwendig ist. Zum anderen ist eine didaktische Kompetenz von Nöten, da innerhalb der Anleitungssituationen einzelner Pflegesegmente wie auch für das Vermitteln von Krankheitsbildern ein professionelles und verständliches Übertragen von Inhalten benötigt wird. Ein weiteres Aufgabengebiet der häuslichen Kinderkrankenpflege ist es, die Familie in die Gesellschaft wie auch in die eigene Familienumwelt zu integrieren. Um die Versorgung des Kindes/Jugendlichen zu optimieren, sollte ein stabiles Netzwerk aufgebaut werden. Dazu gehören die Kooperationen der unterschiedlichen Gesundheitssektoren. Für die Arbeit im häuslichen Umfeld der Familie ist eine gute Psychohygiene eine wichtige Voraussetzung, um das Nähe-Distanz-Verhältnis zwischen der Pflegefachkraft und der Familie aufrechterhalten zu können (vgl. Beier et al. 2004). Ein weiteres Einstellungskriterium sind Berufserfahrungen auf einer pädiatrischen Intensivstation, da innerhalb der häuslichen Kinderkrankenpflege häufig tracheotomierte wie auch beatmete Kinder und Jugendliche betreut werden (vgl. Bundesverband Häuslicher Kinderkrankenpflege e.V. 2015). In den letzten Jahren haben sich die Fort- und Weiterbildungsangebote für die häusliche Kinderkrankenpflege bedingt durch die Nachfrage und den steigenden Bedarf erhöht. Zum einen gibt es spezialisierte Weiterbildungsmaßnahmen für die außerklinische Beatmung pädiatrischer Klienten, Palliativ Care sowie für die Familien-Gesundheits- und Kinderkrankenpflege (vgl. BeKD e.V. 2015; vgl. Bundesverband Häuslicher Kinderkrankenpflege e.V. 2015; vgl. BaWiG GmbH 2015). Diese Weiterbildungsangebote ermöglichen es, die Kompetenzen der Mitarbeiter auszubauen wie auch die Kundenzufriedenheit zu erhöhen, was den Marktwert und die Qualität des Unternehmens steigert. „Leistungsfähige und -bereite Mitarbeiter führen zu besseren Leistungsprozessen und positiveren Kundenbeziehungen und wirken sich damit auf den wirtschaftlichen Erfolg aus." (Deutsche Gesellschaft für Personalführung e.V. 2006, S.14). Des Weiteren können Weiterbildungsmaßnahmen der Mitarbeiter zu einer gesteigerten Zufriedenheit führen, da das dazugewonnene Fachwissen einen sicheren Arbeitsablauf gestalten wie auch Bewältigungsstrategien ermöglichen kann. „Nur wer in der Lage ist, qualifizierte und motivierte Mitarbeiter für das Unternehmen zu begeistern und in den Leistungserstellungsprozess zu integrieren, hat die Chance, bei den strategischen Unternehmensentscheidungen Impulse zu setzen" (Deutsche Gesellschaft für Personalführung e.V. 2006, S.14).

## 4.4 Begrifflichkeiten der häuslichen Kinderkrankenpflege

Eine der Zielsetzungen, die sich durch die aufgestellte Forschungsfrage ergeben hat, ist die Klärung der differenzierten Bezeichnungen für die häusliche Kinderkrankenpflege. Wie die Autorin vermutete, liegt der Ursprung der unterschiedlichen Begriffe in der Entstehungsgeschichte. Aus einem Fachartikel von Mechthild Olbrich in 'PFLEGEN AMBULANT' aus dem Jahre 1992 geht hervor, dass die differenzierten Begriffe, welche für das Aufgabenfeld der häusliche Kinderkrankenpflege entstanden sind, häufig durch ihre Projekte geprägt wurden. Folgende Begrifflichkeiten entstanden von 1976 bis 1980:

1) 'mobile Kinderkrankenschwester'
2) 'Häusliche Kinderkrankenpflege'
3) 'Rooming-Out'
4) 'Externer Pflegedienst'
5) 'Hauskinderkrankenpflege'
6) 'Kinderkrankenpflege im häuslichen Bereich'
7) 'Außerklinischer Pflegedienst'

Der Begriff der 'Mobilen Kinderkrankenschwester' ist im Gegensatz zu den anderen Bezeichnungen personifiziert und lediglich auf das weibliche Geschlecht bezogen. Dies lässt mutmaßen, dass sich Olbrich zu Beginn ihrer Idee vorerst mit der eigentlichen Umsetzung ihrer Idee befasst hat und diese Versorgungsform noch nicht als unter-

nehmerischen Gedanken aufgegriffen hat. Des Weiteren weist der feminine Begriff darauf hin, dass Ende der siebziger Jahre der Beruf der Kinderkrankenpflege, wie heute, ein vorwiegend von Frauen dominiertes Berufsfeld ist.
Die Bezeichnung 'Rooming-Out' weist im Gegensatz zu den anderen fünf Begriffen keine Beziehung bzw. Ähnlichkeit auf. Vermutlich wurde diese Bezeichnung aus dem Begriff des 'Rooming-In', welcher in der stationären Pädiatrie seine Verwendung findet, abgewandelt. Im stationären Bereich dient der Begriff 'Rooming-In' als „Unterbringung von Neugeborenem u. Mutter im selben Raum [...]", was „[...] eine vertrauensvolle Mutter-Kind-Bindung [...]" fördert (Dörner et al, 2004, S. 1596). Der 'Externe Pflegedienst', wie auch der 'Außerklinische Pflegedienst' weichen durch das fehlende Wort der Kinderkrankenpflege von den restlichen Begriffen, abgesehen vom 'Rooming-Out', ab. Dies erschwert eine direkte Zuordnung mit der beinhaltenden Leistung.

## 4.5 Ziel der häuslichen Kinderkrankenpflege

Die häusliche Kinderkrankenpflege hat zum Ziel, erkrankte Kinder mit ihren Familien in ihrer Häuslichkeit zu versorgen wie auch zu unterstützen (vgl. Graser 2011, S. 264). Diese Leistung bezieht sich auf akut und chronisch erkrankte Kinder wie auch auf Kinder, die durch ihre physische und/oder psychische Behinderung pflegerische Hilfe benötigen. Des Weiteren sollen die Familien Entlastung erfahren, da die stetige Versorgung eines erkrankten Kindes oder Jugendlichen an die psychischen und physischen Reserven der Eltern geht. Vor allem bei intensivpflichtigen Kindern und Jugendlichen ist eine nächtliche Entlastung für die Eltern notwendig (vgl. Lademann 2007, S. 53f.; Volland 2014). Ein weiteres Ziel der häuslichen Kinderkrankenpflege besteht in der palliativen Begleitung des Kindes wie auch der Familienmitglieder (vgl. Graser 2011, S. 264). Durch die pflegerische Hilfestellung soll es den Kindern wie auch den Familien ermöglicht werden, ein autonomes Leben führen zu können sowie zu erlernen, die Erkrankung des Kindes anzunehmen und durch erworbene Kompetenzen eine gesteigerte Lebensqualität zu erlangen (vgl. Dobke, Köhlen, Beier 2001, S. 183).

## 4.6 Krankheitsbilder innerhalb der häuslichen Kinderkrankenpflege

In den Anfängen der häuslichen Kinderkrankenpflege wurden vorwiegend akut erkrankte Kinder in ihrer Häuslichkeit versorgt. Die häufigsten Erkrankungen waren zu dieser Zeit die Bronchitis, Neurodermitis wie auch Pneumonien (Graser 2011, S. 264). Hinsichtlich der Neurodermitis ist anzunehmen, dass es sich vorwiegend um akute Schübe, die einer intensiven Versorgung bedurften, handelte, da eine Neurodermitis sonst zu den „[...] chronisch-rezidivierende[n], entzündliche[n] Hauterkrankung[en] [...]" gehört (Lektorat Pflege, Menche 2007, S. 1085). In einer quantitativen Erhebung von

1999 werden die häufigsten anzutreffenden Erkrankungen in akute und chronische Diagnosen unterteilt (vgl. Köhlen 2003, S. 129). Folgende Diagnosen sind in der Akutversorgung zu verzeichnen:

1) Akute Erkrankungen der oberen und unteren Atemwege
2) Ernährungs- und Gedeihstörungen bedingt durch Frühgeburtlichkeit
3) Dyspepsie und Gastroenteritis
4) Onkologische Erkrankungen
5) Infekte mit fieberhaftem Verlauf (vgl. ebd., S. 130)

Die am häufigsten in der häuslichen Kinderkrankenpflege anzutreffenden chronisch verlaufenden Krankheitsbilder sind:

1) Kinder mit Mehrfachbehinderungen, wie z.B. kognitive und physische Retardierung und Kinder mit chromosomalen Aberrationen
2) neurologische Erkrankungen, wie z.B. Epilepsien und Muskelerkrankungen
3) chronische Erkrankungen der Atemwege, wie z.B. Asthma bronchiale und broncho-pulmonale Dysplasie
4) Erkrankungen des Stoffwechsels, wie z.B. Diabetes mellitus Typ 1 und Mukoviszidose
5) Herzfehler
6) chronische Ernährungs- und Gedeihstörungen (vgl. Köhlen 2003, S. 130)

Des Weiteren berichten Kinderkrankenpflegedienste über zunehmende Versorgungen von beatmeten Kindern, Kindern mit HIV und nephrologischen Krankheitsbildern, welche einer Heimdialyse bedürfen (vgl. Dobke, Köhlen, Beier 2001, S. 186). Mit der Versorgung von Kindern mit onkologischen Erkrankungen nimmt in der häuslichen Versorgung der Schwerpunkt der palliativen Begleitung wie auch der Schmerzbehandlung zu (vgl. Klingbeil 2010, S. 22). Graser berichtet in einem Interview im Jahre 2011 über die Zunahme von zu versorgenden Frühgeborenen, unreifen Kindern wie auch kardiologisch erkrankten Kindern. Ebenso sei die Pflege von Kindern mit einem Enterostoma und einem Tracheostoma angestiegen. Zusammenfassend beschreibt Graser, dass die pflegerische Versorgung einen intensiveren Rahmen erlangt habe (Graser 2011, S. 264). Die zu Beginn der häuslichen Kinderkrankenpflege häufigen Akutversorgungen sind hingegen rückläufig (vgl. ebd.).

***aktuelle Krankheitsbilder im Kindes- und Jugendalter***

Die Analyse der häufigsten Krankheitsbilder im Kindes- und Jugendalter dient der Abschätzung der zukünftigen Versorgung der häuslichen Kinderkrankenpflegedienste. Das Statistische Bundesamt unterteilt die Art der schwerbehinderten Menschen im Kindes- und Jugendalter in folgende Altersgruppen:

1) unter 4 Jahren
2) 4-6 Jahre
3) 6-15 Jahre
4) 15-18 Jahre (vgl. Statistisches Bundesamt 2013, S. 12)

Die aktuellsten Zahlen wurden im Jahr 2011 erhoben. Die Autorin nennt pro Altersgruppe die drei häufigsten Erkrankungen, da diese Auflistung lediglich einen Überblick darstellen soll. 5.634 Kinder im Alter von 0 bis 4 Jahren erkranken vorwiegend an Erkrankungen, welche nicht einzuordnen oder ungenügend bezeichnet worden sind (vgl. ebd.). Danach folgen mit 745 Kindern Erkrankungen des Herz-Kreislauf-Systems. Mit 419 Betroffenen folgen Erkrankungen der inneren Sekretion und/oder des Stoffwechsels (vgl. ebd.). Kinder in der Altersgruppe von 4-6 Jahren weisen die gleichen Erkrankungen auf. Hier gibt es lediglich Unterschiede in der Reihenfolge der Häufigkeit der Erkrankung. Diese Altersgruppe weist mit 5.231 Betroffenen vorwiegend nicht definierte Behinderungen auf. Danach folgen mit 664 Kindern Beeinträchtigungen des Stoffwechselsystems. 431 Kinder leiden auch hier unter Funktionseinschränkungen des Herz-Kreislauf-Systems (vgl. Statistisches Bundesamt 2013, S. 12). Die verschobene Reihenfolge der Erkrankungen lässt vermuten, dass innerhalb dieser drei Erkrankungsgruppen die Erkrankung des Herz-Kreislaufsystems die höchste Mortalitätsrate im Alter zwischen 0-4 Jahren aufweist. Im Alter zwischen 6-15 Jahren liegt die Hauptursache einer schweren Behinderung in den nicht einzuordnenden Erkrankungen. Hier sind es 30.654 an der Zahl. Danach folgen mit 7.089 Kindern und Jugendlichen Beeinträchtigungen der inneren Sekretion und/oder des Stoffwechsels. 5.632 Kinder und Jugendliche leiden unter dem hirnorganischen Psychosyndrom, welches mit Hirnleistungsschwächen und/oder organischen Wesensänderungen einhergeht sowie neurologischen Ausfallerscheinungen des Bewegungsapparats auftritt (vgl. ebd.). Bei den Jugendlichen zwischen 15 und 18 Jahren erlitten 10.826 eine undefinierte oder nicht ausreichend zugeordnete Krankheit. Danach folgen 3.000 Betroffene, welche die meisten Schwerbehinderungen im Bereich der Stoffwechselerkrankungen aufzeigen. Des Weiteren weisen 2.171 Jugendliche das hirnorganische Psychosyndrom auf, welches mit Zerebralparesen verbunden ist (vgl. ebd.). Es wird deutlich, dass die Kinder und Jugendlichen innerhalb ihrer Schwerbehinderung an Erkrankungen leiden, welche keine eindeutige Zuordnung haben. Hier vermutet die Autorin multiple Syndrome, welche vor allem im Alter zwischen 6 und 15 Jahren dominieren. Es lässt sich annehmen, dass bedingt durch den starken Abfall der Zahlen der Betroffenen im Alter von 15-18 Jahren auch hier, ähnlich wie bei den Herz-Kreislauf-Erkrankungen, eine hohe Mortalität vorliegt. Die Autorin hat die Störungen der geistigen Entwicklung, welche die Lernbehinderung und geistige Behinderung aufgreift, bewusst nicht miteingebracht, da diese Behinderungen meistens keine häusliche Betreuung durch einen häuslichen Pflegedienst erfordern.

# 5 Forschungsergebnisse: Voraussetzungen für die häusliche Versorgung von invasiv beatmeten Kindern und Jugendlichen

## 5.1 S2-Leitlinie

Die S-2 Leitlinie beinhaltet Leitlinien für die Therapie von nichtinvasiv und invasiv beatmeten Patienten mit einer chronisch respiratorischen Insuffizienz (vgl. DGP e.V. 2009, S. 1). Diese Leitlinien dienen als Orientierung im Umgang mit dieser Klientel und sollen die Versorgung des außerklinisch beatmeten Patienten optimieren (vgl. ebd., S. 1f). Die Autorin widmet sich innerhalb dieser Leitlinie dem Kapitel 6 und 11, um der Beantwortung ihrer Forschungsfrage näher kommen zu können. Die außerklinische Beatmung beginnt dann, wenn das beatmete Kind/ der beatmete Jugendliche aus der Kinderklinik entlassen wird (vgl. DGP e.V. 2009, S. 40). Die außerklinische Beatmung bedarf einer qualitativ hochwertigen Versorgung, damit die Beatmungsparameter an die Bedürfnisse des Kindes/ des Jugendlichen angepasst werden können. Hierzu gilt es zu jeder Zeit, die Eltern miteinzubeziehen (vgl. ebd.). Des Weiteren ist eine transparente Kommunikation zwischen den notwendigen Netzwerken unabdingbar (vgl. ebd.). Grundvoraussetzung für eine außerklinische Versorgung eines invasiv beatmeten Kindes/Jugendlichen ist immer der Wunsch und die bewusste Entscheidung für diese Leistung (vgl. DGP e.V. 2009, S. 40) Wird ein Kind/Jugendlicher in die häusliche Versorgung übergeleitet, müssen die versorgenden Pflegekräfte ein bestimmtes Know-how aufweisen. Das bedeutet im Falle eines invasiv beatmeten Kindes oder Jugendlichen, dass die Pflegefachkraft bedingt durch ihre fort- und weitergebildeten Kenntnisse einen sicheren Umgang mit dieser Klientel nachweisen kann (vgl. ebd., S. 42). Die Grundvoraussetzungen im Umgang mit beatmeten Kindern und Jugendlichen sollten folgende Kenntnisse beinhalten:

1) Physiologie der Atmung und Beatmung
2) Handling und Verständnis im Umgang mit den Beatmungsgeräten
3) sicheres Monitoring
4) Umgang mit Sauerstofftherapie
5) Umgang und Applikation von Trachealkanülen

6) sicheres Tracheostomamanagement
7) Sekretmanagement
8) Inhalationstechniken
9) Befeuchtungsmanagement der oberen und unteren Atemwege (vgl. DGP e.V. 2009, S. 43)

Des Weiteren ist es empfehlenswert, eine/n Atmungstherapeut/in innerhalb des Unternehmens zu haben (vgl. ebd). Pflegedienste, die die Versorgung eines invasiv beatmeten Kindes oder Jugendlichen übernehmen, haben folgende Bedingungen zu erfüllen: Zum einen hat der Pflegedienst in seiner Organisation eine 24-Stunden Rufbereitschaft zu gewährleisten. Zum anderen hat die fachliche Bereichsleitung eine Zusatzqualifikation im Umgang mit beatmungspflichtigen Kindern und Jugendlichen vorzuweisen und in ihrer Führungsverantwortung dafür Sorge zu tragen, dass die Versorgung wie auch die Qualifikation ihrer Mitarbeiter den notwendigen Rahmenbedingungen entsprechen (vgl. ebd., S. 44). Die Zusatzqualifikation der Bereichsleitung kann die Ausbildung zum/zur Atemtherapeut/in sein, die Fachweiterbildung im Bereich Anästhesie- und Intensivpflege oder die berufliche Erfahrungen von mindestens 3 Jahren innerhalb der Beatmungspflege. Die Berufserfahrungen dürfen jedoch nicht länger als 5 Jahre her sein. Zu den Berufserfahrungen müssen auch Fortbildungen innerhalb dieses Fachbereichs gekommen sein, welche mindestens 200 Stunden betragen müssen (vgl. DGP e.V. 2009, S. 44) Die versorgenden Pflegekräfte müssen eine Ausbildung als examinierte Gesundheits- und Kinderkrankenpfleger/in nachweisen. Ist dies nicht möglich, muss mindestens ein Examen als Gesundheits- und Krankenpfleger/in vorhanden sein (vgl. ebd., S.44 u. 87). Bei den Pflegekräften, welche die invasiv beatmeten Kinder und Jugendlichen versorgen, muss, wie bei der Bereichsleitung, ein Examen vorrangig in der Gesundheits- und Kinderkrankenpflege und nachrangig in der Gesundheits- und Krankenpflege vorliegen (vgl. DGP e.V. 2009, S. 44, 87). Ebenfalls sind die Zusatzqualifikationen, wie sie die Bereichsleitung vorzuweisen hat, zu erfüllen. Der einzige Unterschied ist, dass die Pflegekräfte, welche direkt mit dem Kind oder Jugendlichen arbeiten, mindestens eine einjährige Berufserfahrung in einem Beatmungsbereich aufweisen und diese Erfahrungen nicht älter als 5 Jahre sein sollen (vgl. ebd., S. 45). Können die benannten Zusatzqualifikationen nicht nachgewiesen werden, können auch ähnliche Qualifikationen ausreichen. Diese müssen jedoch mindestens eine Anerkennung von der Arbeitsgemeinschaft für Heimbeatmung und Respiratorenentwöhnung e.V. (AHG) haben (vgl. ebd.). Jeder häusliche Kinderkrankenpflegedienst hat eine Übergangsfrist von 3 Jahren, um seinen Dienst nach der S2-Leitlinie qualitativ anzugleichen (vgl. ebd., S. 46).

# 6 Diskussion

***Schlussfolgerung aus der Entstehungsgeschichte***

Das Bundesland Berlin wie auch Frankfurt/M. gelten als Vorreiter der häuslichen Kinderkrankenpflege (vgl. Olbrich 1992, S.13). Durch diese Vorreiter entstanden innerhalb der BRD weitere Modellprojekte. Einige dieser Projekte mussten zwar durch meist fehlende finanzielle Mittel eingestellt werden, andere Projekte entwickeln sich aber bis heute zu etablierten Pflegediensten. Die meisten dieser Dienste bieten die häusliche Kinderkrankenpflege als ihr Kerngeschäft an, andere bieten diese als Zusatzleistung an. Der Pflegedienst 'Caritas Kinderkrankenpflege' weist, im Gegensatz zu den anderen genannten häuslichen Kinderkrankenpflegedienst, einen prägnanten Unterschied in seiner Entstehungsgeschichte auf. Hier scheint die Entstehung aus der Nachfrage heraus entstanden zu sein, da er sich aufgrund des Pflege-Notrufes entwickelt hat. Durch die Zunahme der häuslichen Kinderkrankenpflege wie auch dem Bedürfnis des Austausches untereinander, entstand 1981 der 'Arbeitskreis Häusliche Kinderkrankenpflege'. Aus der unterschätzten Problematik der Entfernung zwischen den einzelnen Diensten wie auch den je nach Bundesland unterschiedlichen Voraussetzungen wurde dieser Arbeitskreis lediglich als Austauschforum genutzt. Es lässt sich anhand einer quantitativen Erhebung nachweisen, dass über 90% der in der häuslichen Kinderkrankenpflege tätigen Pflegefachkräfte examinierte Kinderkrankenschwestern sind. Daraus wird deutlich, dass die häuslichen Kinderkrankenpflegedienste zum einen Wert auf speziell ausgebildete Pflegefachkräfte legen und zum anderen, dass der Arbeitsmarkt diesem Anspruch gerecht wird. Die Aufträge der häuslichen Pflegedienste wurden damals vorwiegend über die Krankenhäuser gewonnen. Denn es wurde erkannt, dass nicht nur lange sondern auch kurze Krankenhausaufenthalte Verhaltensstörungen bei den erkrankten Kindern verursachen können. Dadurch wurden die Kinderkliniken motiviert, sich an den Modellprojekten zur Förderung der häuslichen Kinderkrankenpflege zu beteiligen (vgl. Beikirch, Korporal, Rahe-Badenhoop 1989, S. 38). Nach der Implementierung der häuslichen Kinderkrankenpflegedienste stellten sich Probleme in der Netzwerkarbeit, der Organisation wie auch in der Finanzierung ein. Um Lösungsansätze erarbeiten zu können, nutzten die häuslichen Kinderkrankenpflegedienste den 'Arbeitskreis Häusliche Kinderkrankenpflege'. Denn durch den Erfahrungsaustausch konnten gemeinsame Ergebnisse erschlossen werden.

***Schlussfolgerung der häuslichen Kinderkrankenpflege heute***

Die häusliche Kinderkrankenpflege hat sich in den Jahren 2010 bis heute weiter ausgebreitet und es wird vermutet, dass es deutschlandweit zwischen 150-200 häusliche

Kinderkrankenpflegedienste gibt. Hierbei ist zu erwähnen, dass nicht alle dieser Dienste lediglich Kinder und Jugendliche versorgen, sondern die Kinderkrankenpflege teilweise auch als zusätzliche Dienstleistung angeboten wird. Die alten Bundesländer weisen eine bessere Aufstellung dieses Leistungssektors auf. Dies hat zum Nachteil, dass die ländlicheren Regionen, welche in den neuen Bundesländern einen größeren Anteil ausmachen, von der Versorgung größtenteils ausgenommen werden. Hier sollten weitere Pflegedienste ausgebaut werden, vor allem weil es in diesen Regionen ebenfalls geringere medizinische Einrichtungen, wie z.B. Kinderkliniken gibt. Dadurch wird die Notwendigkeit der häuslichen Kinderkrankenpflege verstärkt. Bis heute gibt es keine Statistiken, die eine genaue Zahl der aktuellen HKKP´s in der BRD erfassen. Das Gleiche gilt für die Zahl der Kinder und Jugendlichen, welche diese Dienste mit ihren Familienmitgliedern in Anspruch nehmen. Hier sind nur Schätzungen möglich. Ein Grund dafür könnte sein, das die HKKP „[...] ein junges, pflegewissenschaftlich relativ unerforschtes Fachgebiet [...]" ist (Köhlen 2003, S. 115). Wie in Tabelle 9 zu erkennen, steigen die Zahlen der zu versorgenden, pflegebedürftigen Kindern und Jugendlichen in der Häuslichkeit. Im Gegensatz zu den Anfängen der HKKP steigt der Anteil der älteren Kinder und Jugendlichen innerhalb der häuslichen Versorgung. Gründe für den Anstieg der Versorgung von Kindern ab 6 Jahren sind wahrscheinlich die verbesserte medizinische Versorgung wie auch die häusliche Pflege, die die Lebenserwartungen der pflegebedürftigen und schwerbehinderten Kinder und Jugendlichen vergrößert. Die stetig steigende Nachfrage nach HKKP kann aktuell nicht gedeckt werden. Der Grund dafür liegt im Pflegekräftemangel. Deshalb sind viele häusliche Kinderkrankenpflegedienste gezwungen, die Anfragen abzulehnen oder Jugendliche an einen Pflegedienst für Erwachsene weiterzuleiten (vgl. Volland 2014). Anne Graser, die PDL des 'Häuslichen Kinderkrankenpflegedienst e.V. ' in Stuttgart, gibt an, dass sie für ein beatmetes Kind oder für einen Jugendlichen mit einer 24-Stunden-Versorgung 5 Vollzeitstellen benötigt, wobei schon in dieser Kalkulation der Urlaubsanspruch wie auch evtl. Krankheitstage miteinbezogen sind (vgl. ebd.).

***Klärung des Begriffes 'Häusliche Kinderkrankenpflege'***

Die meisten Kinderkrankenpflegedienste wählen den von Mechthild Olbrich geprägten Begriff der häuslichen Kinderkrankenpflege. Danach folgt die Begrifflichkeit der ambulanten Kinderkrankenpflege. Alle anderen Begriffe sind als gering einzustufen und finden in der Praxis kaum Anwendung (vgl. Olbrich 1992, S. 12).

In der verwendeten Fachliteratur wird in Verbindung mit der häuslichen Kinderkrankenpflege lediglich von der Patientengruppe der Kinder gesprochen. Es findet keine Differenzierung zu den Jugendlichen statt, die durch ihre körperliche wie auch psychische

Reife andere Bedürfnisse sowie Ressourcen als Kinder haben. Es lässt sich die Vermutung aufstellen, dass die Kinder bedingt durch ihre erhöhte Schutzbedürftigkeit in den begrifflichen Fokus gestellt wurden. oder die Jugendlichen in dem Begriff der Kinder mit einbezogen wurden. Es sollte in Erwägung gezogen werden, ob der Begriff der häuslichen Kinderkrankenpflege noch zeitgemäß ist und einer Aktualisierung bedarf. Bezogen auf das Jugendschutzgesetz sind Kinder diejenigen Menschen, die das 14. Lebensjahr noch nicht erreicht haben. Dementsprechend sind Menschen von 14 bis 18 Jahren Jugendliche (JuschG, § 1, Abs. 1, Nr. 1 u. 2, S. 1). Da das Jugendschutzgesetz erst im Jahre 2002 verfasst wurde, nimmt die Autorin an, dass die Differenzierung zwischen einem Kind und einem Jugendlichen danach erst erfolgte. Die Autorin schlägt demzufolge vor, den Begriff der häuslichen Kinderkrankenpflege zu überdenken, um auch den erkrankten Jugendlichen gerecht zu werden.

***Ziel der häuslichen Kinderkrankenpflege***

Die HKKP hat den Auftrag, erkrankte Kinder und Jugendliche unterstützend zu versorgen und den Eltern in der Versorgung ihres Kindes unterstützend unter die Arme zu greifen. Des Weiteren sind sie entlastend tätig, um den Eltern eine Auszeit zu ermöglichen. Diese Auszeit ist notwendig, um Kraft tanken zu können und Zeit für sich zu haben. Aufgrund der zunehmenden chronischen Krankheiten nimmt die Sterbebegleitung in der häuslichen Kinderkrankenpflege einen immer größeren Stellenwert ein.

***Krankheitsentwicklung in der häuslichen Kinderkrankenpflege***

Die in den Anfängen der HKKP vorwiegend zu pflegenden akuten Krankheitsbilder geraten immer mehr in den Hintergrund dieses Leistungssektors. Aktuell handelt es sich vorwiegend um chronisch erkrankte oder schwerbehinderte Kinder und Jugendliche wie auch zunehmend um intensivpflichtige Patienten. Das Statistische Bundesamt macht deutlich, dass es eine Zunahme an pädiatrischen Erkrankungen gibt, welche nicht klar definiert werden können und lässt vermuten, dass es bedingt durch zunehmend multimorbide Erkrankungen im Kindes- und Jugendalter wie auch durch spezielle Syndrome zu einer zunehmend fachspezifischeren Versorgung in der HKKP gekommen ist und diese zukünftig noch ausgebaut werden muss.

***S2 Leitlinie***

Die S2-Leitlinien haben zum Ziel, eine optimale Versorgung von invasiv wie auch nicht-invasiv beatmeten Patienten anzustreben. Das Anstreben von erfahrenem und hoch qualifiziertem Fachpflegepersonal bietet somit ein hohes Maß an Professionalität und Patientensicherheit.

Die HKKP hat sich von ihrer Entstehungsgeschichte an bis zum Jahr 2015 von einem Dienstleistungssystem für vorranging akut erkrankte Kinder und Jugendliche zu einem Dienstleister entwickelt, der seine Hauptversorgung in der Pflege chronisch kranker und schwerbehinderter Patienten hat. Diese Wandlung ist von stetig zunehmenden Fort- und Weiterbildungsmaßnahmen geprägt. Bedingt durch den zunehmenden Fachkräftemangel und der gleichzeitig ansteigenden Nachfrage invasiv beatmeter Kinder/ Jugendlicher ist es der häuslichen Kinderkrankenpflege aktuell nicht möglich, dem Bedarf dieser Patientengruppe gerecht zu werden. Die nach den S2-Leitlinien geforderten Qualifikationen können folglich nicht geleistet werden, da es dem Arbeitsmarkt an Pflegefachkräften fehlt. Demzufolge müssen die Kinder/ Jugendlichen aktuell durch geringer qualifiziertes Fachpflegepersonal betreut werden. Dies wird dem eigentlich formulierten Anspruch nicht gerecht. Bezogen auf die anfänglich erhobene Forschungsfrage ist es der häuslichen Kinderkrankenpflege im Grundsatz möglich, die Versorgung von invasiv beatmeten Kindern und Jugendlichen zu übernehmen. Jedoch wird hierfür ausreichend qualifiziertes Fachpflegepersonal benötigt, das entweder die durch die S2-Leitlinie geforderte Qualifikation mitbringt oder durch die HKKPs hinsichtlich ihrer Qualifikation gefördert wird. Ohne ausreichend geschultes Personal ist eine optimale Versorgung dieser Klientel nicht gewährleistet und eine Patientengefährdung wird somit erhöht.

# 7 Ausblick

Die durchgeführte Studienarbeit hat weitere Forschungsansätze ergeben. Durch die defizitäre Versorgungsstruktur in den ländlichen Regionen ist zu überlegen, ob sich Kinderkliniken in diesen Gebieten nicht mit Hilfe von Modellprojekten das Versorgungsmodell der häuslichen Kinderkrankenpflege annehmen sollten. Dies hätte zudem eine gute Vernetzung zur Folge und würde den Übergang in die häusliche Versorgung vermutlich erleichtern.

Da es in der BRD keine expliziten Daten zu den vorhandenen häuslichen Kinderkrankenpflegediensten gibt, würde eine Statistik über die tatsächlich bestehenden Pflegedienste große Bedeutung haben. Dies gilt auch für die Anzahl der Kinder und Jugendlichen, die einen HKKP in Anspruch nehmen. Anhand dieser Daten ließen sich weitere Forschungen betreiben.

## Literaturverzeichnis

BaWiG GmbH (Hg.) (2015): Unsere Bildungsangebote. Internet: http://www.bawig-essen.de/html/bawig_pflege.html (Abruf: 01.02.2015).

Beier, Jutta/ Köhlen, Christina/ Jürgensen, Anke/ Plensat, Leonore (2004): Pflegebildung und -beratung in der Häuslichen Kinderkrankenpflege - gefördert durch die Robert Bosch Stiftung im Rahmen des Programms "Gemeinsame Projekte von Hochschule und Praxis". Internet: http://www.bosch-stiftung.de/content/language1/downloads/02020311_ab_beier.pdf (Abruf: 01.02.2015).

Beikirch, Elisabeth / Korporal, Johannes / Rahe-Badenhoop (1989): Häusliche Kinderkrankenpflege. Modellprojekt Externer Pflegedienst in Berlin. Band I: Literaturüberblick und Erfahrungen in der häuslichen Kinderkrankenpflege. Gerlingen: Bleicher.

BeKD e.V. (Hg.) (2015): Weiterbildungslehrgang Familien-Gesundheits- und Kinderkrankenpflege (FGKiP). Internet: http://www.bekd.de/weiterbildung/lehrgaenge (Abruf: 01.02.2015).

Böll, Mechthild / Wetzel, Elisabeth (2008): Eine Marktlücke in der Häuslichen Pflege. Große Chance - mit Hürden. In: Häusliche Pflege. 2008, 4, S. 35 bis 37.

Brzosa, Ulrich (2004): 100 Jahre Caritasverband für die Stadt Düsseldorf. Die Geschichte der Caritas in Düsseldorf von den Anfängen bis zur Gegenwart. Köln: Böhlau.

Bundesverband Häusliche Kinderkrankenpflege e.V. (Hg.) (2015): Die Mitgliedsdienste des BHK e.V.. Internet: http://www.bhkev.de/bhk/mitgliedsdienste.html (Abruf: 31.01.2015).

Bundesverband Häusliche Kinderkrankenpflege e.V. (Hg.) (2015): Der BHK e.V.. Internet: http://www.bhkev.de/index_folgeseite.html (Abruf: 31.01.2015).

Bundesverband Häusliche Kinderkrankenpflege e.V. (Hg.) (2015): Häusliche Pflege schwerkranker Kinder in Deutschland. Internet: http://www.bhkev.de/bhk/kranke_kinder.html (Abruf: 01.02.2015).

Bundesverband Häusliche Kinderkrankenpflege e.V. (Hg.) (2015): Seminare und Fortbildungen externer Anbieter. Internet: http://www.bhkev.de/aktuelles/seminare_zweitanbieter.html (Abruf: 01.02.2015).

Bundesverband Häusliche Kinderkrankenpflege e.V. (Hg.) (2015): Unverzichtbare Spezialisten. Internet: http://www.bhkev.de/aktuelles/aktuelles_unverzichtbare_spezialisten.html (Abruf: 01.02.2015).

Caritas (Hg.) (2015): Sozialstation Darmstadt. Internet: http://www.caritas-darmstadt.de/caritasvorort/darmstadt/sozialstation/ (Abruf: 29.01.2015).

Deutsche Gesellschaft für Pneumologie und Beatmungsmedizin e.V. (Hg.) (2009): S2-Leitlinie. Nichtinvasive und invasive Beatmung als Therapie der chronisch respiratorischen Insuffizienz. In: http://www.pneumologie.de/fileadmin/pneumologie/downloads/Leitlinien/DGP_S2_LL_NIV_Home_final.pdf?cntmark (Abruf: 04.02.2015).

Diakonisches Werk Frankfurt (Hg.) (2013): Die Mobile Kinderkrankenpflege. Internet: http://www.diakonischeswerk-frankfurt.de/rat-hilfe/kinder/mobile-kinderkrankenpflege/ (Abruf: 28.01.2015).

Die Deutsche Gesellschaft für Personalführung e.V. (2006): Erfolgsorientiertes Personalmarketing in der Praxis. Konzept - Instrumente - Praxisbeispiele. Bielefeld: W. Bertelsmann.

Dobke, Julia / Köhlen, Christina / Beier, Jutta (2001): Die häusliche Kinderkrankenpflege in Deutschland. Eine qualitative Erhebung zur Situation von Anbietern häuslicher Kinderkrankenpflege. In: Pflege. 2001, 14, S. 183 bis 190.

Dörner, Thomas / Feldkamp, Joachim / Kunze, Jürgen / Pfitzmann, Robert / Radke, Michael / Schönberg, Bernd / Springer, Günter / Straube, Evamarie / Straube, Wolfgang (Hg.) (2004): Pschyrembel. Klinisches Wörterbuch. 260. bearb. Auflage. Berlin: de Gruyter.

Flüter, Karl-Martin (2009): Da sein - auch mal mitten in der Nacht. Internet: http://www.caritas.de/neue-caritas/heftarchiv/jahrgang2009/artikel2009/da-sein-auch-mal-mitten-in-der-nacht (Abruf: 01.02.2015).

Graser, Anne (2011): Es war wie eine Weltreise....Über die Vielfalt in der ambulanten Kinderkrankenpflege. In: Pflegezeitschrift. 2011, 5, S. 264 bis 265.

Häusliche Kinderkrankenpflege Hamburg e.V. (Hg.) (2015): Wir sind für kranke Kinder da. Broschüre der Häuslichen Kinderkrankenpflege Hamburg e.V.. Internet: http://webcache.googleusercontent.com/search?q=cache:T0kVoBfbZYEJ:www.sfgrafik.de/app/download/5040627364/Ausschnitt_Kinderkrankenpflege.pdf%3Ft%3D1418323442+&cd=1&hl=de&ct=clnk&gl=de (Abruf: 29.01.2015).

Jugendschutzgesetz (JuschG) i. d. Fassung v. 23.Juli 2002, § 1, Abs. 1, Nr. 1 u. 2, S. 1.

Kinderkrankepflege-Netz (Hg) (2015): Häusliche / Ambulante Kinderkrankenpflege. Internet: http://www.kinderkrankenpflege-netz.de/pflegelinks/ambulant.shtml (Abruf: 31.01.2015).

Kleibel, Veronika / Mayer, Hanna (2011): Literaturrecherche für Gesundheitsberufe. 2. überarb. Aufl. Wien: Facultas.

Klingbeil, Darren (2010): Häusliche Kinderkrankenpflege: Steigende Nachfrage nach professionellen Angeboten. Kindern und Eltern ein professioneller Partner sein. In: Häusliche Pflege. 2011, 4, S. 20 bis 25.

Köhlen, Christina (2003): Häusliche Kinderkrankenpflege in Deutschland. Theorie und Praxis der Familienorientierten Pflege. Göttingen: V&R unipress.

Lademann, Julia (2007): Intensivstation zu Hause. Pflegende Angehörige in High-Tech Home Care. Bern: Huber.

Lektorat Pflege / Menche, Nicole (2007): PFLEGE HEUTE. Lehrbuch für Pflegeberufe. 4. vollst. überarb, Aufl. München: Elsevier.

Leupold, Frauke (2011): Mechthild Olbrich - Pionierin der häuslichen Kinderkrankenpflege. In: kinderkrankenschwester. 2011, 12, S. 506.

Mayer, Hanna (2007): Pflegeforschung anwenden. Elemente und Basiswissen für Studium und Weiterbildung. 2. akt. und überarb. Aufl. Wien: Facultas.

Okoli, Chitu / Schabram, Kira (2010): A Guide to Conducing a Systematic Literature Review of Information Systems Research. In: Sprouts. Working Papers on Information Systems. 2010, 10, S. 7. Internet: http://sprouts.aisnet.org/867/1/OkoliSchabram2010SproutsLitReviewGuide.pdf (Abruf: 27.01.2015).

Olbrich, Mechthild (1992): Häusliche Kinderkrankenpflege. 5. Folge. Entwicklungsgeschichte. In: PFLEGEN AMBULANT. 1992, 3, S. 11-12.

Pfaff, Heiko (2013): Pflegestatistik 2011. Pflege im Rahmen der Pflegeversicherung. Deutschlandergebnisse. Internet: https://www.destatis.de/DE/Publikationen/Thematisch/Gesundheit/Pflege/PflegeDeutschlandergebnisse5224001119004.pdf?__blob=publicationFile (Abruf: 01.02.2015).

Reinhardt, Klaus (Hg.) (2006): Schreiben. Ein Handbuch für Pflege- und Gesundheitsberufe. 2. vollst. überarb. u. erw. Aufl. Bern: Hans Huber.

Reimers, Ursula (2014): Portrait einer Erfolgsgeschichte. In: kinderkrankenschwester. 2014, 11, S. 432.

Statistisches Bundesamt (Hg.) (2013): Sozialleistungen. Schwerbehinderte Menschen. Internet: https://www.destatis.de/DE/Publikationen/Thematisch/Gesundheit/BehinderteMenschen/Schwerbehinderte2130510119004.pdf?__blob=publicationFile (Abruf: 04.02.2015).

Statistisches Bundesamt (Hg.) (2015): Behinderte Menschen. Internet: https://www.destatis.de/DE/ZahlenFakten/GesellschaftStaat/Gesundheit/Behinderte/Tabellen/GeschlechtBehinderung.html (Abruf: 01.02.2015).

Statistisches Bundesamt (Hg.) (2015): Behinderte Menschen. Schwerbehinderte Menschen in Deutschland nach Geschlechte und Altersgruppe. Internet: https://www.destatis.de/DE/ZahlenFakten/GesellschaftStaat/Gesundheit/Behinderte/Tabellen/SchwerbehinderteAlterGeschlechtQuote.html (Abruf: 02.02.2015).

Statistisches Bundesamt (Hg.) (2015): Pflegeeinrichtungen. Pflegeheime und ambulante Pflegedienste. Internet: https://www.destatis.de/DE/ZahlenFakten/GesellschaftStaat/Gesundheit/Pflege/Tabellen/PflegeeinrichtungenDeutschland.html (Abruf: 02.02.2015).

Statistisches Bundesamt (Hg.) (2015): Information. Internet: https://www-genesis.destatis.de/genesis/online/data;jsessionid=4B95BACECACD5FEBD67A648AEAB73AD6.tomcat_GO_1_1?operation=ergebnistabelleInfo&levelindex=2&levelid=1422880199471 (Abruf: 02.02.2015).

Statistisches Bundesamt (Hg.) (2015): Ergebnis - 12411-0005. Bevölkerung: Deutschland, Stichtag, Altersjahre. Internet: https://www-genesis.destatis.de/genesis/online;jsessionid=2D6B7D9FEEE424C3F5D049FA99AD1DF3.tomcat_GO_1_2?operation=previous&levelindex=2&levelid=1422909249218&step=2 (Abruf: 02.02.2015).

Statistisches Bundesamt (Hg.) (2015): Ergebnis - 22400-0001. Internet: https://www-genesis.destatis.de/genesis/online/link/tabelleErgebnis/22400-0001 (Abruf: 01.02.2015).

Statistische Ämter des Bundes und der Länder (Hg.) (2015): Gebiet und Bevölkerung - Fläche und Bevölkerung. Internet: http://www.statistik-portal.de/Statistik-Portal/de_jb01_jahrtab1.asp (Abruf: 03.02.2015).

Volland, Viola (2014): Häusliche Kinderkrankenpflege Stuttgart. Kinderkrankenpfleger dringend gesucht. In: http://www.stuttgarter-zeitung.de/inhalt.haeusliche-kinderkrankenpflege-stuttgart-kinderkrankenpfleger-dringend-gesucht.9065f5a1-cc4d-4605-b98d-a0d7221c7bf6.html (Abruf: 05.02.2015).